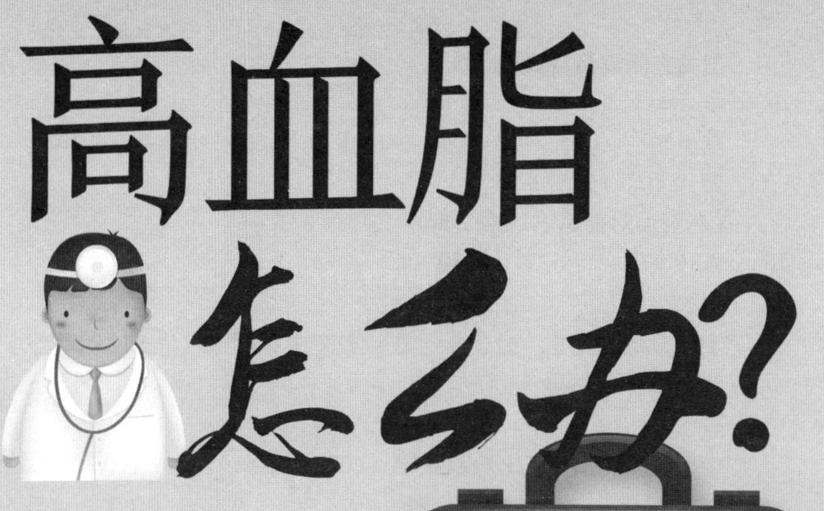

李　荣 / 主编

SPM 南方出版传媒
广东科技出版社 | 全国优秀出版社
·广　州·

图书在版编目（CIP）数据

高血脂怎么办？/李荣主编．—广州：广东科技出版社，2020.6（2022.2重印）

（名医面对面丛书．第二辑）

ISBN 978-7-5359-7280-4

Ⅰ．①高…　Ⅱ．①李…　Ⅲ．①高血脂病—防治—问题解答　Ⅳ．①R589.2-44

中国版本图书馆CIP数据核字（2020）第079516号

高血脂怎么办？

Gaoxuezhi Zenmeban?

出 版 人：朱文清
责任编辑：马霄行
封面设计：柳国雄
责任校对：于强强
责任印制：彭海波
出版发行：广东科技出版社
（广州市环市东路水荫路11号　邮政编码：510075）
销售热线：020-37607413
http://www.gdstp.com.cn
E-mail:gdkjbw@nfcb.com.cn
经　　销：广东新华发行集团股份有限公司
印　　刷：佛山市浩文彩色印刷有限公司
（佛山市南海区狮山科技工业园A区　邮政编码：528225）
规　　格：889mm×1194mm　1/32　印张6.5　字数160千
版　　次：2020年6月第1版
2022年2月第2次印刷
定　　价：39.80元

编　委　会

主　编： 李　荣

副主编： 王　嵩　褚庆民　陈少旭

编　委： 龚兆会　郑耿东　都治伊　李　靖　黄　进
唐　娜　张梓洁　郑翠婷　丁珊珊　包伯航
康　亮　罗植允　梁津焕　蔡银河

绘　图： 冯惠童

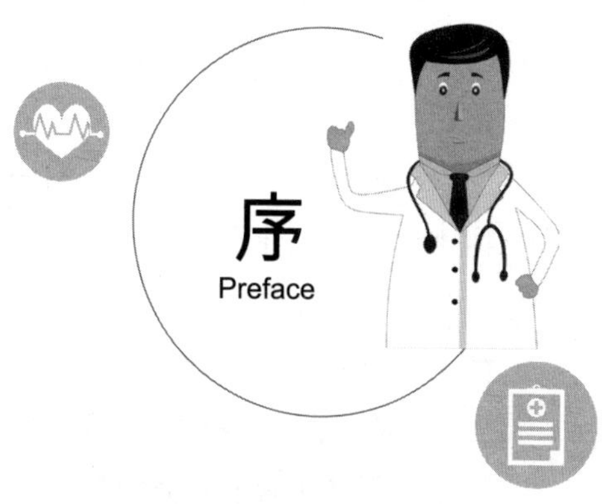

序
Preface

全面建设小康社会，实现全民健康，一直是人民对美好生活的向往。

广东广播电视台南方生活广播品牌节目《名医面对面》，一直深耕名医科普多年，成为听众信赖、专家认可的节目。2018 年 4 月与专家携手推出《名医面对面丛书》第一辑，包括中山大学附属第三医院曾龙驿教授主编的《糖尿病怎么办?》、广东省中医院魏华教授主编的《甲状腺疾病怎么办?》、广州中医药大学第一附属医院李荣教授主编的《高血压怎么办?》、广州中医药大学佘世锋教授编著的《胃病怎么办?》、暨南大学附属顺德医院尹德铭主任中医师编著的《颈肩腰腿痛怎么办?》。第一辑面市后，深受读者与听众好评，多次印刷，其中《颈肩腰腿痛怎么办?》更是入选农家书屋书目，造福了更多民众。

此次，我们再度携手广东科技出版社，重磅推出《名医面对面丛书》第二辑。第二辑的作者也都是临床一线的知名专家，包括：

《肝病怎么办?》作者：中山大学孙逸仙纪念医院肝胆外科博士生导师刘建平教授；

《痛风怎么办?》作者：广东省中医院内分泌科主任魏华教授；

《冠心病怎么办?》《高血脂怎么办?》作者：广州中医药大学第一附属医院心血管科主任李荣教授；

《抑郁症怎么办?》作者：南方医科大学南方医院心理科主任张斌教授；

《中风怎么办?》作者：暨南大学附属顺德医院康复医学科主任尹德铭主任中医师。

以上五位专家，都是深受患者喜爱的好大夫，他们在平时繁忙的医、教、研工作中，抽出宝贵的时间，用大众容易读懂的通俗笔触，把深奥的医学知识解释得清楚明白，把自我健康管理的能力交到患者手中。希望每位患者都学会调节好情绪，从容面对压力，管理好生活节奏，做自己的“保健医生”，把健康牢牢掌握在自己手中。本套丛书的出版，受惠的是广大的患者、听众与读者，在碎片化阅读的当下，让我们一起回归书籍阅读。健康让生活更美好！

全国健康节目金牌主持人

南方生活广播节目部副主任监制、主持人、记者

林伟园

2020 年 3 月

目录

Contents

第一部分 血脂的基本常识

1. 什么是血脂? / 2

2. 什么是高血脂? / 4

3. 人体正常的血脂水平是多少? / 5

4. 什么是原发性高脂血症? / 7

5. 什么是继发性高脂血症? / 9

6. 什么是高胆固醇血症? / 12

7. 什么是高甘油三酯血症? / 15

8. 什么是家族性高胆固醇血症? / 17

9. 什么是混合性高脂血症? / 21

10. 血脂为什么会升高? / 22

11. 高血脂和高胆固醇是一回事吗? / 25

12. 胆固醇有“好”与“坏”之分吗? / 26

13. 高脂血症与人体胖瘦有关吗? / 28

14. 吃素可以降低血脂吗? / 30

15. 高血脂会引起动脉粥样硬化吗？/ 32
16. 血脂异常与高脂血症二者如何区分？/ 34
17. 高血脂会引起冠心病吗？/ 35
18. 高血脂会引起高血压吗？/ 36
19. 高血脂会引起糖尿病吗？/ 37
20. 高血脂会引起中风吗？/ 38
21. 高血脂会遗传吗？/ 39
22. 高脂血症对人体有哪些危害？/ 40
23. 高血脂都需要治疗吗？/ 42
24. 中医如何认识高脂血症？/ 43
25. 睡眠与血脂有什么关系？/ 44
26. 脂肪瘤、黄色瘤与高血脂有关吗？/ 45
27. 吸烟与血脂异常有关系吗？/ 47
28. 哪些不良习惯可以影响血脂水平？/ 48
29. 高脂血症与日常饮食有何关系？/ 49

第二部分 高血脂的检查与诊断

1. 检查血脂前需要做哪些准备？/ 52
2. 血脂检查包括哪些内容？血脂的正常值是多少？/ 53
3. 怎么读懂血脂化验报告单？/ 55
4. 什么是代谢综合征？/ 58
5. 哪些人需要定期检查血脂？/ 59

6. 哪些人群易患高脂血症？/ 60
7. 为什么有些高脂血症患者需要做基因检测？/ 61
8. 高脂血症患者应间隔多长时间复查血脂水平？/ 62
9. 冠心病患者的血脂应控制在哪个范围？/ 63
10. 糖尿病患者的血脂应控制在哪个范围？/ 65
11. 高血压患者的血脂应控制在哪个范围？/ 67
12. 血脂异常的危险分层方案是怎样的？/ 69
13. 血液黏稠与高脂血症是一回事吗？/ 71
14. 动脉硬化性心血管疾病与高血脂有关吗？/ 73

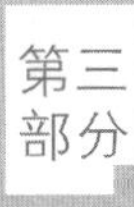

第三部分 高血脂的治疗

1. 高脂血症的防治原则是怎样的？/ 76
2. 深海鱼油可以降血脂吗？/ 79
3. 常用的降脂药有哪几种？降脂药是不是越贵越好？/ 81
4. 目前最新型的降脂药是什么？/ 83
5. 他汀类药物早晨吃好还是晚上吃好？/ 85
6. 血脂正常了可以停药吗？/ 87
7. 常用降血脂的中成药有哪些？/ 89
8. 血脂高了自己买药吃行不行？/ 93
9. 高脂血症可以根治吗？/ 95
10. 调脂药物的选择原则是什么？/ 97

11. 高胆固醇血症和以胆固醇升高为主的混合性高脂血症可以选用什么降脂药？/ 100
12. 降血脂的首要目标是哪一个指标？/ 101
13. 高血脂患者血脂降至正常后反而感觉不舒服是怎么回事？/ 102
14. 无症状性血脂异常需要服药吗？/ 104
15. 他汀类降脂药常见的副作用有哪些？/ 105
16. 贝特类降脂药常见的副作用有哪些？/ 106
17. 烟酸类降脂药有何副作用？/ 107
18. 胆固醇吸收抑制剂常见的副作用有哪些？/ 108
19. 胆酸螯合剂的副作用有哪些？/ 109
20. 患了冠心病，低密度脂蛋白胆固醇是否越低越好？/ 110
21. 遵医嘱服药血脂仍控制不好是怎么回事？/ 111
22. 糖尿病合并血脂异常该如何治疗？/ 113
23. 高脂血症合并冠心病如何管控血脂水平？/ 117
24. 高脂血症合并脑梗死如何管控血脂水平？/ 119
25. 高脂血症合并心肌梗死如何管控血脂水平？/ 121
26. 高脂血症合并肾功能不全如何管控血脂水平？/ 123
27. 高脂血症并发脂肪肝怎么办？/ 124
28. 长期服用什么药物易导致高脂血症？/ 127
29. 高脂血症除了吃药还有其他治疗方法吗？/ 129
30. 高脂血症患者一定要吃药吗？/ 132
31. 中医治疗血脂异常有哪些优势？/ 133
32. 如何针对不同证型的高脂血症进行中成药调理？/ 134

33．中医有哪些外治法可以协同降血脂？ / 138
34．洗肠可以减肥降血脂吗？ / 140
35．有哪些常用中草药可以降血脂？ / 141

第四部分 高脂血症的预防、康复与调养

1．高脂血症可以预防吗？ / 146
2．体型偏瘦的人会得高脂血症吗？ / 148
3．为什么控制饮食有利于调节血脂？ / 150
4．高脂血症患者应养成什么样的饮食习惯？ / 152
5．常见的富含胆固醇的食物有哪些？ / 154
6．高脂血症患者能吃鸡蛋黄吗？ / 155
7．高脂血症患者应如何选择食用油？ / 157
8．喝茶能调节血脂吗？高脂血症患者适合喝什么茶？ / 158
9．中药方中有哪些茶剂可帮助调节血脂？ / 160
10．常饮哪些汤对高脂血症患者改善血脂情况有帮助？ / 162
11．有降血脂作用的药膳材料有哪些？ / 164
12．运动可以降低血脂水平吗？ / 167
13．高脂血症患者应如何运动？ / 169
14．练太极拳、八段锦和养生操对高脂血症有好处吗？ / 171
15．针灸对治疗高脂血症有帮助吗？ / 172

16. 推拿理疗可以调节血脂吗？/ 174
17. 耳穴压豆可以调节血脂吗？/ 176
18. 高脂血症患者要戒烟吗？/ 178
19. 高脂血症患者能喝酒吗？/ 179
20. 高脂血症患者能喝咖啡吗？/ 180
21. 盐与高血脂有关系吗？/ 181
22. 高脂血症患者能献血吗？/ 182
23. 高脂血症患者如何预防冠心病？/ 184
24. 高脂血症患者如何预防中风？/ 186
25. 高血压患者为什么要控制血脂水平？/ 188
26. 情绪对血脂有影响吗？/ 190
27. 山楂可以降血脂吗？/ 191
28. 大蒜、洋葱可以降血脂吗？/ 192

第一部分

血脂的基本常识

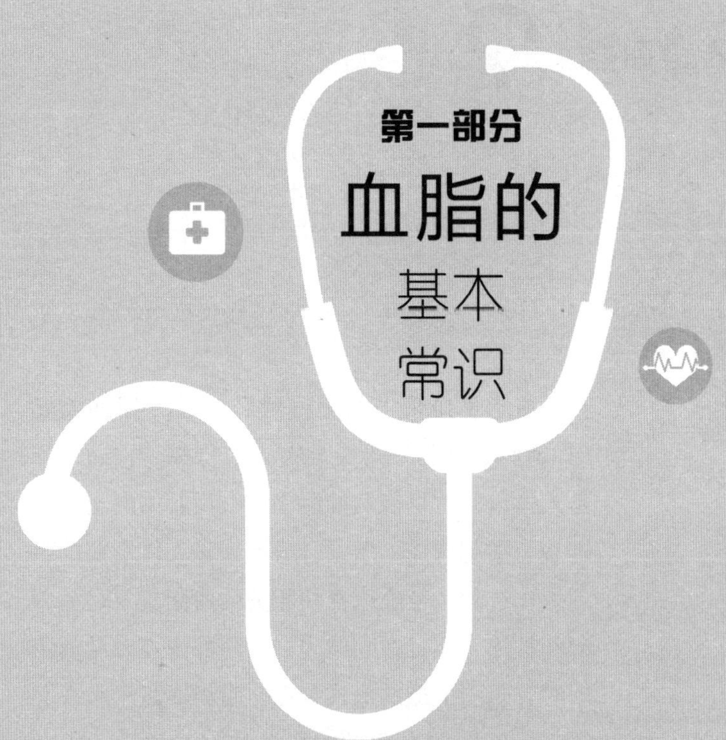

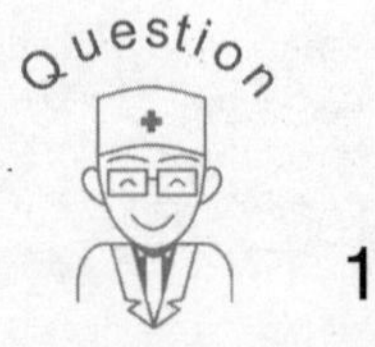

1. 什么是血脂？

血脂是血浆中的胆固醇、甘油三酯和类脂（如磷脂、糖脂）等脂类物质的总称。甘油三酯是人体重要的供能及储能物质，而胆固醇与类脂则参与细胞构成、激素合成等许多人体重要的生理生化过程。与临床密切相关的血脂主要是胆固醇和甘油三酯。在人体内，胆固醇主要以游离胆固醇及胆固醇酯的形式存在。脂类不溶于水，必须与特殊的蛋白质即载脂蛋白（apolipoprotein，Apo）结合形成脂蛋白才能溶于血液，被运输至组织进行代谢。根据脂蛋白密度的不同，可将其分为乳糜微粒（chylomicrons，CM）、极低密度脂蛋白（very low density lipoprotein，VLDL）、中密度脂蛋白（intermediate density lipoprotein，IDL）、低密度脂蛋白（low density lipoprotein，LDL）、高密度脂蛋白（high density lipoprotein，HDL）。此外，还有一种脂蛋白称为脂蛋白 a。低密度脂蛋白携带的胆固醇称为低密度脂蛋白胆固醇（low density lipoprotein-cholesterol，LDL-C），高密度脂蛋白携带的胆固醇称为高密度脂蛋白胆固醇（high density lipoprotein-cholesterol，HDL-C）。

人体内血脂的来源主要有内源性和外源性两种途径。内源性血脂是指由人体的肝脏、脂肪等组织细胞合成的血脂成分，外源性血脂是指由食物摄入的血脂成分。因外源性和内源性脂类物质都需经血液运转于各组织之间，故血脂含量可以反映人体内脂类物质代谢的情况。

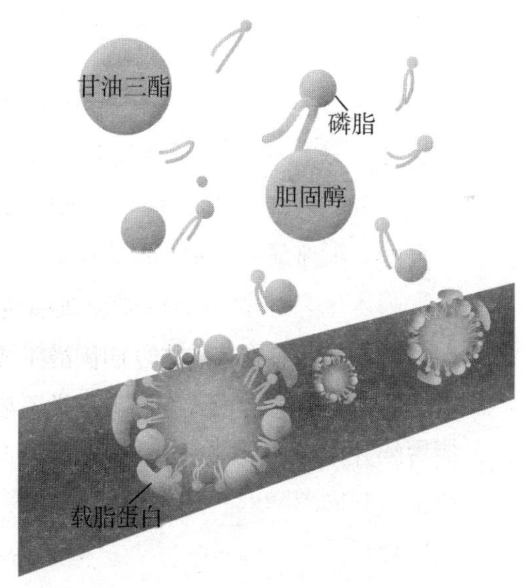

2.

什么是高血脂

高血脂是指血液中含有大量脂质的现象，医学上称为高脂血症或脂血症，通常是指胆固醇和/或甘油三酯的异常升高，包括高胆固醇血症、高甘油三酯血症和混合性高脂血症。

临床上，高脂血症也泛指血脂紊乱（又称"血脂异常"），是由于脂肪代谢或运转异常使血液中脂质/脂蛋白升高或降低的病理状态，包括胆固醇升高、低密度脂蛋白胆固醇升高、高密度脂蛋白胆固醇降低、甘油三酯升高或者它们之间的联合。

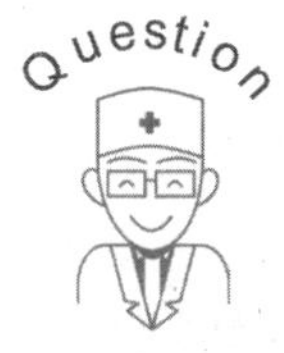

3. 人体正常的血脂水平是多少？

定期检查血脂是血脂异常防治和心血管疾病防治的重要措施。早期检出血脂异常个体，监测其血脂水平变化，是有效实施动脉硬化性心血管疾病防治措施的重要基础。为了及时发现血脂异常，建议 20～40 岁成年人至少每 5 年检测一次血脂，包括总胆固醇（TC）、低密度脂蛋白胆固醇（LDL-C）、高密度脂蛋白胆固醇（HDL-C）和甘油三酯（TG）；建议 40 岁以上男性和绝经后的女性每年检测一次血脂；动脉硬化性心血管疾病患者及其高危人群，应每 3～6 个月检测一次血脂。因动脉硬化性心血管疾病住院者，应在入院时或入院 24 小时内检测血脂。

表 1-1 是我国动脉硬化性心血管疾病一级预防人群血脂合适水平和异常分层标准（中国成人血脂异常防治指南，2016 年修订版）。

表 1-1　我国动脉硬化性心血管疾病一级预防人群血脂合适水平和异常分层标准

单位：mmol/L（mg/dL）

分层	TC	LDL-C	HDL-C	非 HDL-C	TG
理想水平		<2.6（100）		<3.4（130）	
合适水平	<5.2（200）	<3.4（130）		<4.1（160）	<1.7（150）
边缘升高	≥5.2（200） 且 <6.2（240）	≥3.4（130） 且 <4.1（160）		≥4.1（160） 且 <4.9（190）	≥1.7（150） 且 <2.3（200）
升高	≥6.2（240）	≥4.1（160）		≥4.9（190）	≥2.3（200）
降低			<1.0（40）		

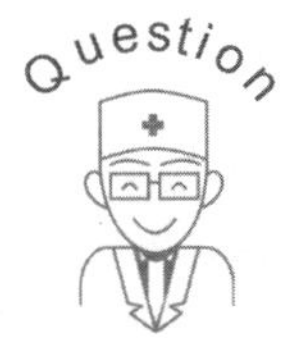

4. 什么是原发性高脂血症

原发性高脂血症通常是由于单一基因或多个基因突变所致，多具有家族聚集性，且有明显的遗传倾向，特别是单一基因突变者，故临床上又称家族性高脂血症。导致原发性高脂血症的原因如下。

（1）饮食因素

高胆固醇饮食、高饱和脂肪酸饮食、高糖饮食、饮酒都会对血浆胆固醇、甘油三酯水平有明显影响。不健康的饮食习惯会引起血脂升高。

（2）生活习惯

运动：习惯于静坐的人血浆中甘油三酯的浓

度比坚持体育锻炼者高，无论是长期或短期体育锻炼均可降低甘油三酯水平，长期坚持锻炼还可使外源性甘油三酯从血浆中的清除增加。

吸烟：吸烟可增加甘油三酯水平。有研究证实，与正常值相比较，吸烟可使甘油三酯水平升高 9.1%。

肥胖：肥胖可升高胆固醇水平，一般认为体重增加 1kg 大约可使人体内血胆固醇升高 25mg/dL。

（3）年龄、性别

有资料显示，随着年龄的增长，血浆胆固醇会增加，其机理可能是随着年龄增加胆汁酸合成减少，使肝内胆固醇含量增加，进一步抑制低密度脂蛋白受体活性。在 45 ~ 50 岁，女性的血清胆固醇含量低于男性，随后会高于男性，这可能是女性体内雌激素减少所致，已知在人类和哺乳动物，雌激素能增加低密度脂蛋白受体的活性。

（4）遗传因素

目前已发现有相当一部分高血脂患者存在单一或多个遗传基因的缺陷，由基因缺陷所致的高血脂多具有家族聚集性及明显的遗传倾向。

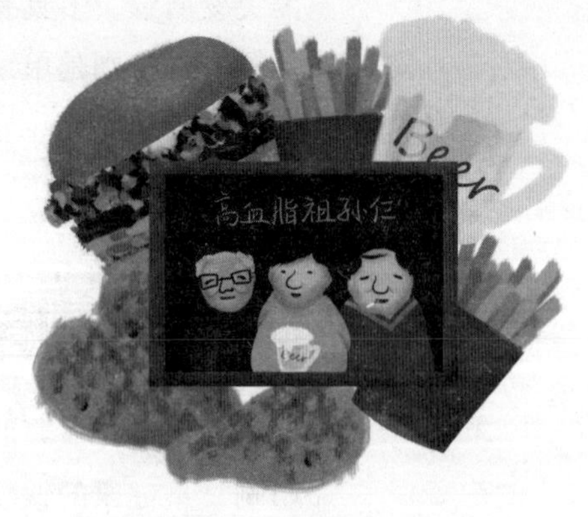

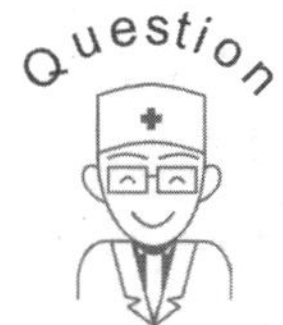

5. 什么是继发性高脂血症？

继发性高脂血症，顾名思义，是继发于某种疾病或因为某种外界环境因素诱发导致的高脂血症。继发性高脂血症可见于多种原发疾病，如糖尿病、甲状腺功能过低、肾病综合征等。

（1）糖尿病

多数糖尿病患者存在高胰岛素血症和胰岛素抵抗，肝脏合成和分泌极低密度脂蛋白的量增加、结构异常，血浆低密度脂蛋白活性降低，致使甘油三酯丰富，脂蛋白清除受阻，餐后血脂明显升高。

（2）甲状腺功能过低

甲状腺功能过低时，常出现血浆甘油三酯水平增高，可能同时出现胆固醇水平增高。甲状腺功能过低可能影响到脂蛋白代谢的各个环节，如脂蛋白脂肪酶（LPL）活力降低、中密度脂蛋白代谢障碍、低密度脂蛋白受体功能降低、血浆低密度脂蛋白清除减慢等。

（3）肾衰竭合并腹膜透析

因肾衰竭经常进行腹膜透析的患者常继发高脂血症，患者血清甘油三酯增高，中密度脂蛋白堆积，高密度脂蛋白胆固醇降低，而低密度脂蛋白胆固醇正常或偏低。原因可能是血浆中存在脂蛋白脂肪酶抑制物，无法被透析清除。

（4）肾病综合征

肾病综合征患者血清极低密度脂蛋白和低密度脂蛋白水平增高，低蛋白血症刺激肝脏合成和分泌含载脂蛋白 B（ApoB）过多，又因为小分子量载脂蛋白从尿中排泄，从而降低了脂蛋白脂肪酶的活力。另外低密度脂蛋白受体活力也有降低，致使血浆极低密度脂蛋白、低密度脂蛋白分解代谢减慢。

（5）其他因素

其他如内分泌疾病、肝胆系统疾病、胰腺炎、自身免疫性疾病、肥胖、饮酒过量，以及服用抗高血压药物（利尿剂、β 受体阻滞剂等）、雌激素、避孕药物、糖皮质激素等情况，也可以并发各种类型高脂血症。

在上述疾病中，高血脂是原发疾病的诸多临床表现之一。如果原发疾病能够被治愈，高血脂症状也将随之消失；相反，如果原发疾病没有被治好，则高血脂症状将持续存在，长此以往会对人体健康造成很大的危害。

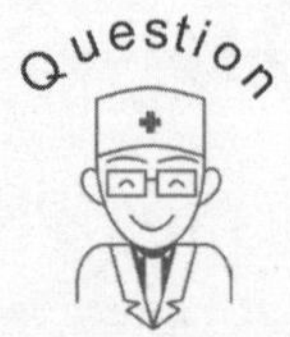

6. 什么是高胆固醇血症

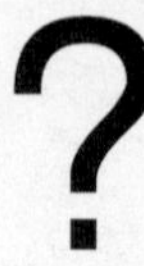

（1）高胆固醇血症的定义

高胆固醇血症是指血浆胆固醇浓度过高，超过5.2mmol/L，而甘油三酯含量正常的病理状态。胆固醇浓度超过7.51mmol/L为重度高胆固醇血症，表现为脂蛋白代谢紊乱或血脂异常，可致动脉粥样硬化，引发脑卒中、冠心病、下肢血管病等动脉粥样硬化性疾病。改善饮食结构、控制体重、增加体育锻炼是治疗高胆固醇血症最基本的措施。

（2）高胆固醇血症的危害

高胆固醇血症是导致心血管疾病的常见因

素，其发病率高。随着饮食结构、生活方式等的改变，高胆固醇血症的发病年龄越趋年轻化，如不采取有效的措施，预计未来 10 年，我国高胆固醇血症的患者将继续增多。

（3）高胆固醇血症的症状

患者发病早期可能没有不舒服的症状，多年来自觉良好，偶尔可在体检时发现血压升高。多数患者在发生冠心病、脑卒中后才发现血脂异常，可表现为头晕、头痛、胸闷、心痛、乏力等。发病年龄以中老年居多，具有遗传倾向。

（4）高胆固醇血症的发病原因

年龄与性别

胆固醇浓度常随年龄增长而上升，但一般 70 岁后不再上升甚或有所下降。中青年女性的胆固醇浓度低于男性，女性绝经后的胆固醇浓度较同年龄男性高。

饮食习惯

长期高胆固醇、高饱和脂肪酸饮食，如长期摄入蛋黄、动物内脏、肉类等，可使本病的发病危险升高。

遗传因素

与脂蛋白代谢相关的酶或受体基因发生突变，是引起胆固醇显著升高的主要原因。应当指出，总胆固醇对动脉硬化性心血管疾病的危险评估和预测价值不及低密度脂蛋白胆固醇，后者是更精准的指标。

体重

超重或肥胖均会增加低密度脂蛋白胆固醇的浓度，减少体重可减少低密度脂蛋白胆固醇的浓度，同时也可减少甘油三酯的浓度，提高高密度脂蛋白胆固醇的浓度。

体力活动

经常性的体力活动可降低低密度脂蛋白胆固醇的浓度，升高高密度脂蛋白胆固醇的水平。

酒

酒的摄入可增加高密度脂蛋白胆固醇，但是不降低低密度脂蛋白胆固醇。过度饮酒可损害肝脏和心肌，导致高血压，并升高甘油三酯的水平。

精神压力

许多研究都证明，长时间的精神压力可引起血胆固醇的升高，另外，有些人往往吃许多高脂肪食物来对付压力，这也是血胆固醇升高的重要因素。

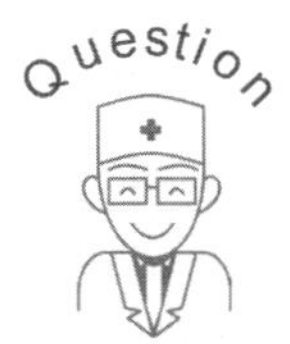

7. 什么是高甘油三酯血症

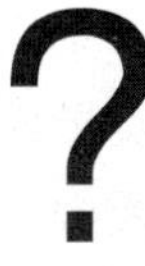

（1）高甘油三酯血症的定义

高甘油三酯血症是指血清中甘油三酯含量增高，超过 1.70mmol/L，而总胆固醇含量正常（<5.18mmol/L）的病理状态。它是冠心病、高血压、糖尿病等代谢综合征相关疾病发生的重要危险因素。

（2）高甘油三酯血症的危害

甘油三酯增高会引起胰腺炎、脂肪肝和皮下黄色瘤，还与糖尿病微血管并发症关系密切，是视网膜病变的危险因素，可能促进白蛋白尿及糖

尿病肾病的发生发展。流行病学研究显示，甘油三酯升高与心血管疾病死亡率升高相关。统计结果显示，甘油三酯水平平均升高2. 8mmol/L可引起冠心病风险升高，平均升高2. 2mmol/L可引起缺血性脑卒中风险升高。

（3）高甘油三酯血症的症状

血液中甘油三酯等脂质含量过高会导致血液黏稠，黏稠的成分在血管壁上沉积，会形成小斑块，致动脉粥样硬化。血管壁上的这些斑块的面积和厚度会逐渐扩大，使血管内径变小、血流变慢，这样又会加速血管堵塞，严重时血流甚至被中断。阻塞物脱落就会形成血栓。血流中断和血栓无论发生在哪个部位，后果都很严重。如果发生在心脏，可引起冠心病；发生在大脑，可致脑卒中；发生在眼底，会导致视力下降、失明；发生在肾脏，可引起肾衰竭；发生在下肢，可致肢体因血流不畅而坏死。

（4）高甘油三酯血症的类型

根据病因，可将高甘油三酯血症分为两种类型，即原发性与继发性。原发性高甘油三酯血症包括家族性高甘油三酯血症、家族性混合型血脂异常、家族性异常β脂蛋白血症等。继发性高甘油三酯血症的病因主要是肥胖、代谢性疾病、激素因素、营养因素、生活方式和药物因素等。

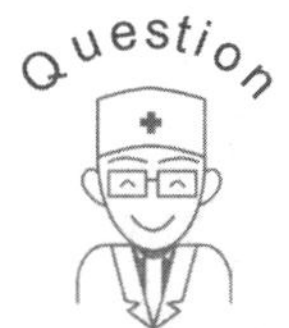

8. 什么是家族性高胆固醇血症？

家族性高胆固醇血症（familial hypercholesterolemia，FH）是一种以低密度脂蛋白胆固醇（LDL-C）显著升高、广泛的皮肤黄色瘤及早发冠心病为主要临床特征的遗传性疾病，可分为纯合子型家族性高胆固醇血症（Ho FH）和杂合子型家族性高胆固醇血症（He FH），两型的发病率、临床表现、心血管风险、对治疗的反应均具有较大差异，纯合子型患者的临床表现整体较杂合子型患者更为严重。

家族性高胆固醇血症的遗传方式分为常染色体显性遗传和常染色体隐性遗传。目前基因诊断已被多个家族性高胆固醇血症诊治指南纳为诊断依据。基因诊断可提高诊断的可靠性，有助于早期识别出家族性高胆固醇血症患者，指导治疗药物的选择，为家族性高胆固醇血症的诊断与治疗提供线索。但由于基因检测过程复杂、费用较高，所以，目前家族性高胆固醇血症的临床诊断仍主要依赖于低密度脂蛋白胆固醇水平升高结合临床表现，见表1-2、表1-3。

表1-2　英国诊断标准

成人 TC ＞7.5mmol/L 或 LDL-C ＞4.9mmol/L，儿童 TC ＞6.7mmol/L 或 LDL-C ＞4.0mmol/L，并伴有以下任意1项	诊断
DNA 检测明确低密度脂蛋白受体（LDLR）或其他 FH 相关基因发生功能突变	确诊为 FH
患者、一级或二级亲属存在肌腱黄色瘤	确诊为 FH
一级亲属60岁前或二级亲属50岁前有心肌梗死家族史	可能为 FH
一级或二级亲属 TC ＞7.5mmol/L 或16岁以下儿童或兄弟姐妹 TC ＞6.7mmol/L	可能为 FH

注：TC，总胆固醇。

表1-3　荷兰临床指南标准

项目	内容	评分
LDL-C 水平	＞8.5mmol/L	8
	6.5～8.4mmol/L	5
	5.0～6.4mmol/L	3
	4.0～4.9mmol/L	1

续表

项目	内容	评分
家族史	一级亲属早发冠心病（男性＜55 岁，女性＜60 岁）	1
	一级亲属 LDL-C 水平大于同性别、同年龄分布的第 95 百分位数	1
	一级亲属存在肌腱黄色瘤和/或角膜弓	2
	＜18 岁，LDL-C 水平大于同性别、同年龄分布的第 95 百分位数	2
体格检查	肌腱黄色瘤	6
	＜45 岁时出现角膜弓	4
病史	早发冠心病（男性＜55 岁，女性＜60 岁）	2
	早发脑部或周围血管疾病（男性＜55 岁，女性＜60 岁）	1
基因检测	LDLR、ApoB 或 PSCK9 基因存在致病突变	8

注：各项目内分数取最高分合计得分，＜3 分提示不太可能是 FH，3～5 分提示可能为 FH，6～8 分提示极可能是 FH，＞8 分可确诊为 FH。

2015 年美国心脏病协会在关于家族性高胆固醇血症的科学声明中推荐了一个简便的临床分类标准，见表 1-4。

表 1-4　美国心脏病协会推荐的临床分类标准

分类	临床诊断	基因遗传学检测
He FH	儿童 LDL-C ≥ 4mmol/L；成人 LDL-C ≥ 5mmol/L；一级亲属受累或者伴有早发冠心病或者伴有明显基因突变（如 LDLR、ApoB 或 PSCK9 突变）	①有以下任一基因突变：LDLR、ApoB 或 PSCK9 ②基因检测阳性伴 LDL-C ＜ 4mmol/L 可诊断为 He FH ③当 He FH 出现 LDL-C ＞ 10mmol/L 时，应和 Ho FH 的治疗一致 ④当同时出现 LDL-C 升高的基因突变（LDLR、ApoB 或 PSCK9）和 LDL-C 降低的基因突变时，伴有 LDL-C ＜4mmol/L 的患者可诊断为 He FH
Ho FH	LDL-C ≥ 10mmol/L 同时伴有父母中的 1 个或 2 个被临床诊断为 FH，基因检测致病突变阳性，或者常染色体隐性遗传高胆固醇血症（ARH）伴 LDL-C ＞ 14mmol/L，LDL-C ＞10mmol/L 伴有主动脉疾病或 20 岁前出现黄色瘤时极可能为 Ho FH	①检测到包括致病基因的纯合突变（同一个基因）或复合杂交突变（2 个基因型），和/或常染色体隐性遗传基因突变可诊断为 Ho FH ②有时 Ho FH 的 LDL-C ＜ 10mmol/L
有 FH 家族史	LDL-C 水平不是诊断标准，当一级亲属被证实是 FH 时应重视	不必行遗传学检测

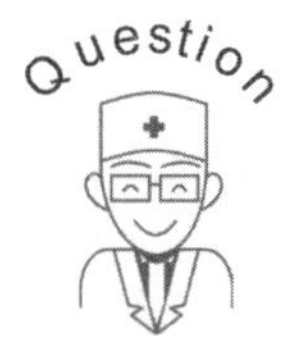

9. 什么是混合性高脂血症？

混合性高脂血症是指血清总胆固醇和甘油三酯的含量均高，其中总胆固醇 >5.72mmol/L (220mg/dL)、甘油三酯 >1.84mmol/L (160mg/dL)。混合性高脂血症属于高脂血症中常见的一种类型，常见于肥胖人群，多伴有高血压、糖尿病等基础疾病。混合性高脂血症的患者相较于单纯胆固醇升高的患者风险更高，治疗难度更大，单用一种降脂药常常难以使血脂稳定在正常标准，多需要联合使用不同机制的降脂药进行治疗。长期血脂异常是导致动脉粥样硬化的重要危险因素，同时增加了心脑血管疾病的发病率和死亡率。

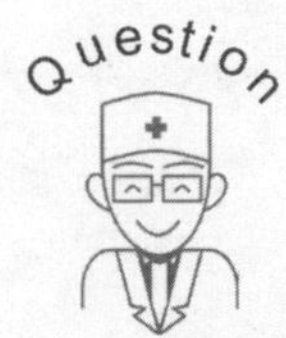

10. 血脂为什么会升高

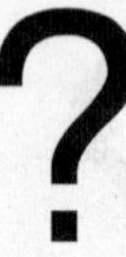

血脂升高的原因可归纳为原发性和继发性两大类。

（1） 原发性

遗传

单基因缺陷或多基因缺陷可使参与脂蛋白转运和代谢的受体、酶或载脂蛋白异常，导致血脂升高。

饮食

不规律的饮食、因暴饮暴食而形成的肥胖、

不健康的饮食、经常食用脂肪含量过高的食物可引起血脂升高。

生活习惯

不良的生活习惯和不规律的作息是引起血脂升高的重要原因，比如久坐不动、过少运动量、熬夜等。

年龄

随着年龄的增大，身体各个器官的免疫机制都会下降，从而引起肝脏对血浆内的脂质清除率降低，使高血脂更容易发生。

精神和药物因素

精神紧张、过度焦虑等不良情绪会导致内分泌失调，引起血脂升高。长期服用某些药物可引起血脂异常，如避孕药、激素类药物等。

（2）继发性

继发性原因主要包括糖尿病、肝病、甲状腺疾病、肾脏疾病、胰腺疾病、肥胖症、糖原累积病、痛风、艾迪生病、库欣综合征、异常球蛋白血症等疾病。

糖尿病

在人体内，糖代谢与脂肪代谢之间有着密切的联系，临床研究发现，约 40% 的糖尿病患者可继发高脂血症。

肝病

现代医学研究资料证实，脂质和脂蛋白等物质均在肝脏进行加工、生产和分解、排泄，一旦肝脏有病，则脂质和脂蛋白代谢也必将发生紊乱。

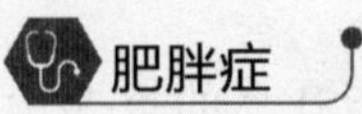

肥胖症

临床医学研究资料表明，肥胖症最常引起血甘油三酯含量增高，部分患者血胆固醇含量也可能增高。

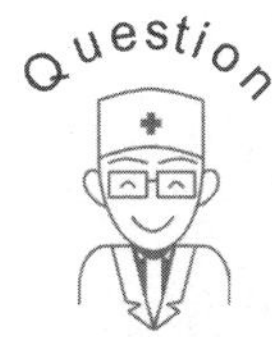

11.

高血脂和高胆固醇是一回事吗

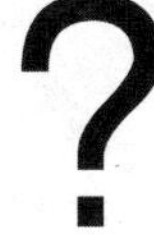

很显然不是。血脂中包含中性脂肪（胆固醇、甘油三酯）和类脂（如磷脂）等，其中最重要的是胆固醇和甘油三酯，而胆固醇是以游离胆固醇及胆固醇酯的方式存在于人体的，统称为总胆固醇。血液中胆固醇和/或甘油三酯升高，即可称作高血脂，包括高胆固醇血症、高甘油三酯血症、混合性高脂血症。高胆固醇单是指血液中总胆固醇或低密度脂蛋白胆固醇高于正常值，因而高血脂与高胆固醇并不是等同的，可以理解成母与子的关系。

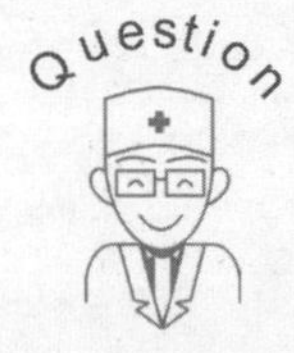

12. 胆固醇有“好”与“坏”之分吗

胆固醇确实有“好”有“坏”。从作用来讲，胆固醇是自然界动物组织和细胞所不可或缺的重要物质，它不仅参与形成细胞膜，还是合成维生素 D、胆汁酸及甾体类激素的原材料。与补钙息息相关的维生素 D_3，就是由 7－脱氢胆固醇经紫外线照射转化来的。另一方面血液中胆固醇含量过高，又会引起高脂血症，而过多的胆固醇还会沉积在血管上，形成斑块，造成动脉硬化。血管弹性越差，胆固醇越容易沉积，两者互为因果。

从分类上讲，胆固醇可分为极低密度脂蛋白胆固醇、低密度脂蛋白胆固醇和高密度脂蛋白胆固醇。高密度脂蛋白胆固醇对心血管有着保护作用，其中的载脂蛋白 A1 发挥着最主要的作用。在卵磷脂胆固醇酰基转移酶参与下，载脂蛋白 A1 与游离的胆固醇结合，形成胆固醇酯，并在转运蛋白的帮助下，转运至肝脏代谢，这一过程称为胆固醇逆转运，可减少胆固醇的沉积，因而能降低脑卒中、心肌梗死的风险，所以通常称高密度脂蛋白胆固醇为“好的胆固醇”。而低密度脂蛋白胆固醇正相反，它是形成动脉斑块最主要的成分。在血管壁通透性改变的情况下，大量的低密度脂蛋白胆固醇沉积在血管，形成氧化型低密度脂蛋白。这些氧化型低密度脂蛋白与巨噬细胞亲和力极强，在被吞噬后，会使吞噬细胞形成泡沫细胞，并大量聚集，形成脂质斑块，加大冠心病、脑卒中的风险，所以通常称低密度脂蛋白胆固醇为“坏的胆固醇”。

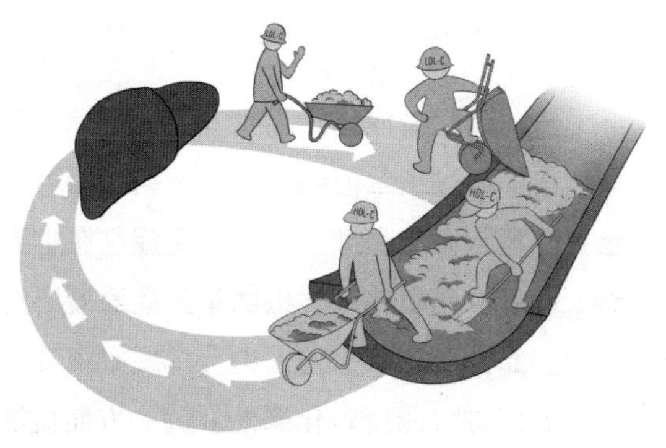

13. 高脂血症与人体胖瘦有关吗？

高脂血症是指血清中胆固醇和/或甘油三酯水平超过正常值的疾病。根据病因可以分为原发性高脂血症和继发性高脂血症。在生活中，我们可以看到肥胖人群患高脂血症的概率更大，然而一部分身材苗条的人也会出现血脂升高。一项调查发现，肥胖人群中高脂血症的发病率为46.3%，而非肥胖人群中高脂血症的发病率也有34.9%。那么身体瘦的人为什么也有这么多患高脂血症的呢？

事实上，高脂血症跟人体胖瘦并无绝对的关系。前文中我们已经说明，高脂血症主要与饮食习惯、生活方式、年龄、性别、遗传因素、其他疾病及药物有关，因而虽然胖的人高脂血症的发病率更大，但瘦的人如果不注意控制饮食、不改变生活方式、不戒烟戒酒等，尤其是如果家族中存在高脂血症遗传倾向的话，那么其实也容易发生高脂血症。

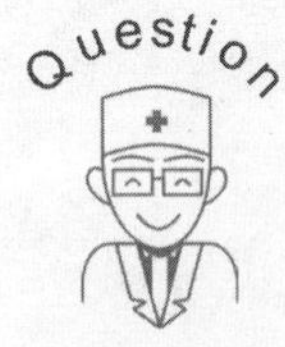

14. 吃素可以降低血脂吗

素食饮食是有利于降低血脂水平的，因为素食可以控制外源性胆固醇和甘油三酯的摄入。

胆固醇主要来源于猪、牛、羊、鸭等肉类食品，以及动物内脏等食品和油炸类食物。甘油三酯来自食物中脂肪的分解。因此，荤食会影响我们的血脂水平，而素食可减少胆固醇和甘油三酯的摄入。而且素食中含有丰富的膳食纤维，其中的木质素可干扰脂质吸收，降低血液中胆固醇的浓度，防止胆固醇进入血液。与动物油脂相比，植物油中含有较多不饱和脂肪酸，能加速胆固醇代谢，降低内源性胆固醇的水平。而且，以植物为来源的食物几乎不含胆固醇与甘油三酯。因此，素食饮食有利于降低血脂水平。

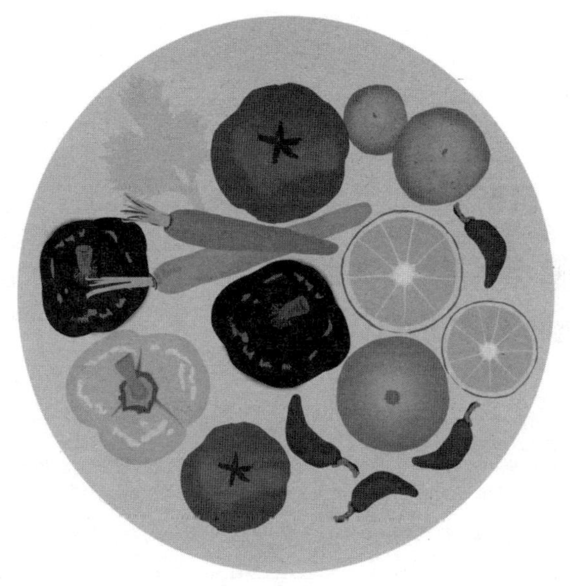

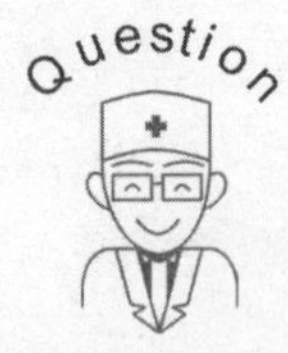

15. 高血脂会引起动脉粥样硬化吗

高血脂会引起动脉粥样硬化。动脉粥样硬化的特点是动脉管壁增厚变硬、失去弹性和管腔缩小，主要原因是受累动脉的内膜局部有脂质等成分沉着形成斑块，并且有动脉中层的逐渐病变。由于在动脉内膜积聚的脂质外观呈黄色粥样，因此称为动脉粥样硬化。

年龄、性别、血脂异常、高血压、吸烟、糖尿病和糖耐量异常、肥胖、本病家族史等都是动脉粥样硬化的危险因素，而血脂异常是其中最重要的危险因素，临床资料表明动脉粥样硬化常见于高胆固醇血症。随着机体低密度脂蛋白浓度的增加，动脉硬化性心血管疾病发病的风险会显著增高，研究发现，血浆低密度脂蛋白胆固醇浓度与动脉硬化性心血管疾病的发生风险间存在因果关系。另有一项前瞻性队列研究发现，与低密度脂蛋白胆固醇 ＜130mg/dL 的对照组相比，低密度脂蛋白胆固醇≥ 190mg/dL 的受试者患冠心病的风险高 6 倍。

低密度脂蛋白胆固醇可对动脉内膜造成损害，这是一种慢性炎症过程。由于机体内的低密度脂蛋白主要用于转运胆固醇，因此，当血清内胆固醇水平过高时，低密度脂蛋白胆固醇也随之升高。大量的脂质颗粒沉积于血管内皮下，随后被氧化标记，形成动脉粥样硬化的始动环节。被标记的沉积脂质颗粒随后吸引血液中的单核细胞迁移至血管内皮下形成巨噬细胞。巨噬细胞在吞噬大量脂质后形成泡沫细胞，大量的泡沫细胞死亡后聚集成脂质池并吸引动脉中层的平滑肌细胞至动脉内膜。随后动脉平滑肌细胞由收缩型变为合成型，产生大量胶原及弹力纤维包裹脂质层，形成典型的动脉粥样硬化病变。

甘油三酯含量高可使血液处于高凝状态，并可抑制纤维蛋白的溶解，从而促进动脉粥样硬化斑块的形成。

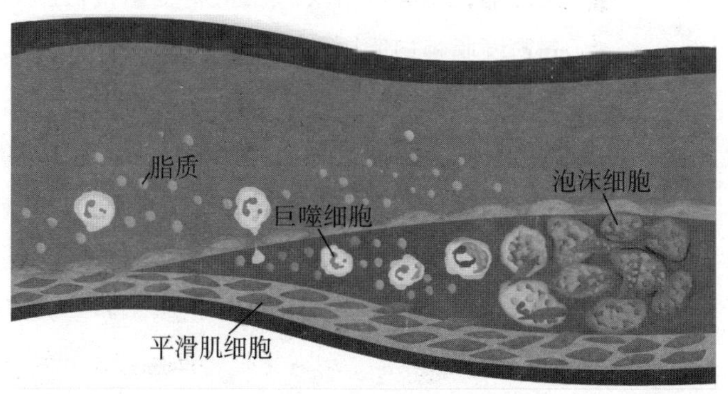

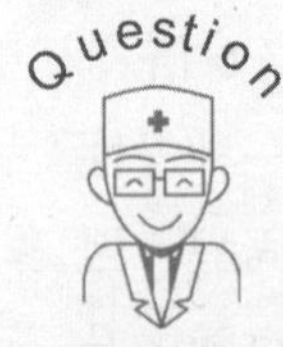

16.

血脂异常与高脂血症二者如何区分？

血脂异常指血浆中脂质的量和质的异常，是一个比较大的概念。血脂主要包括总胆固醇和甘油三酯，总胆固醇又包括低密度脂蛋白胆固醇、高密度脂蛋白胆固醇、脂蛋白a等成分，所以血脂异常的概念非常广，它包括胆固醇的升高、降低，甘油三酯的升高、降低，以及其他指标的异常。高脂血症只包括高甘油三酯血症、高胆固醇血症或两者兼有。

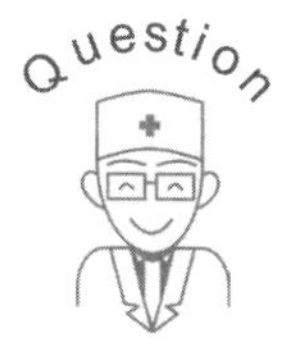

17. 高血脂会引起冠心病吗？

高血脂是冠心病的主要危险因素之一，但尚不能说是其病因。研究表明，低密度脂蛋白胆固醇水平每升高1%，冠心病的危险性就增加2%～3%。当人体长期处于高血脂状态时，血液凝固性增加，血小板聚集作用增强，易引起血小板聚集，形成血栓的概率增加，从而形成动脉粥样硬化。此外，高血脂可促进白细胞活化，释放自由基，从而引起细胞膜黏膜弹性、变形性下降，红细胞聚集性增强，还可灭活一氧化氮（NO）活性，抑制血管扩张。这些都可以使冠状动脉血流量减少、管腔变窄，造成心肌缺血，导致心绞痛，引起冠心病。

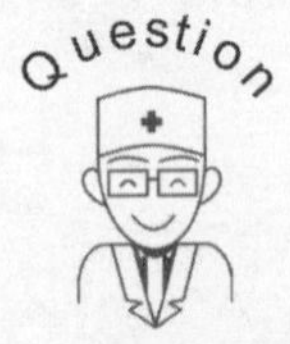

18.

高血脂会引起高血压吗？

高血脂可以明显增加高血压的发病率和危险性，我国约有 50% 的高血压患者合并有高脂血症。血脂长期升高，对血压会造成间接的影响。当人体长期处于高血脂状态时，会引起动脉粥样硬化的发生，动脉粥样硬化性改变可以使血管变硬、管腔变窄、血液流动的速度变慢，使得血压升高。在高血压患者中，由于升高的血压对血管的不断冲击会造成血管内皮损伤，血液中的脂肪就会趁机沉积在这些损伤处，进而引起炎症而破坏血管的正常结构，造成血管弹性下降、收缩能力减弱，对血压的缓冲功能下降，引起血压的进一步升高。

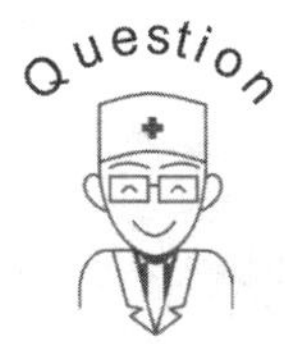

19.

高血脂会引起糖尿病吗？

高血脂可能引起糖尿病，高血脂与糖尿病会互相影响。据流行病学调查，普通人群血脂异常的发生率为20%~40%，而糖尿病患者合并血脂异常者约占60%。高血脂者由于体内胰岛素受体数相对减少，从而产生胰岛素抵抗，故可诱发糖尿病。而临床上，很多糖尿病患者都伴有高血脂，因此人们通常把糖尿病与高血脂称为姐妹病，并认为高血脂是糖尿病的继发症。据统计，大约40%的糖尿病患者有脂代谢紊乱，其特点是甘油三酯增高和高密度脂蛋白降低。

Question

20.

高血脂会引起中风吗

高血脂可能会引起中风（脑卒中）。研究表明，如果人长期处于高血脂状态，就可能引起出血性脑卒中和缺血性脑卒中两种情况。原因：一是血脂过多时，会形成动脉粥样硬化，进一步导致高血压，人体一旦形成高血压，会使血管经常处于痉挛状态，而脑血管在硬化后内皮受损，容易破裂，导致出血性脑卒中；二是血脂过多时，容易造成“血稠”，黏稠的物质在血管壁上沉积，会逐渐形成斑块，逐渐堵塞血管，使血流变慢，严重时血流被中断，这种情况发生在脑，就会出现缺血性脑卒中。

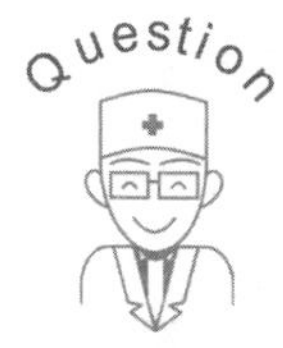

21. 高血脂会遗传吗

高血脂可分为原发性高血脂和继发性高血脂。原发性高血脂是指脂质和脂蛋白代谢先天性缺陷（家族性），以及某些环境因素通过各种机制引起的高血脂，具有遗传性。由于遗传，某种细胞表面脂蛋白受体缺陷或者某些酶的缺失，容易导致血液的代谢功能不全，引发高血脂。父母之一若有家族性高胆固醇血症，则孩子有 50% 的遗传机会。

Question

22.

高脂血症对人体有哪些危害？

高脂血症主要表现为胆固醇和甘油三酯的升高。长期的胆固醇升高对人体有多种危害：①加大动脉粥样硬化的风险；②增加冠心病等心血管疾病的发生率；③导致肾功能的衰竭；④加快前列腺癌的生长速度；⑤增加骨质疏松的可能性；⑥导致牙周病。

长期的甘油三酯升高往往伴有高密度脂蛋白水平的下降和低密度脂蛋白水平的升高，对人体亦有多种危害：①导致动脉粥样硬化，增加高血压和中风的危险性；②导致高胰岛素血症、胰岛素抵抗和血液高凝状态，诱发糖尿病；③导致脂肪细胞功能改变和血液黏稠度增加，并增加患冠心病的危险性；④当甘油三酯重度升高时（＞5.5mmol/L），可引起急性胰腺炎；⑤增加心血管事件的发生率。

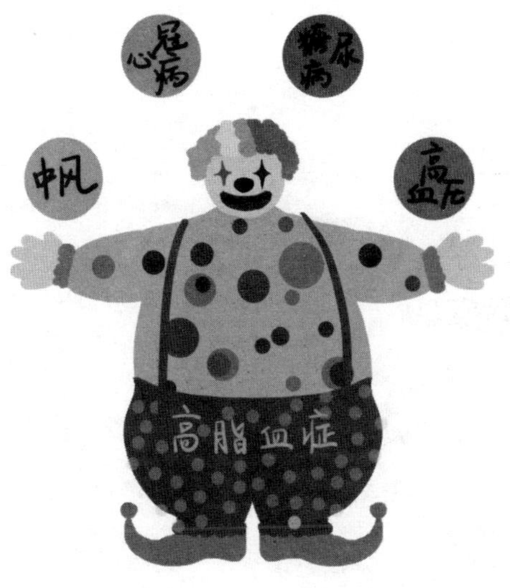

Question

23. 高血脂都需要治疗吗？

不是所有的高血脂都需要吃药。高密度脂蛋白胆固醇升高是不需要治疗的，因为它具有抗动脉硬化的作用，是前文说的“好的胆固醇”。对于低密度脂蛋白胆固醇和总胆固醇轻度升高，无冠心病、高血压、糖尿病等基础疾病的患者，可先通过饮食控制、体重管理与运动逐步改善体内胆固醇的含量。甘油三酯受饮食因素影响比较大，当甘油三酯轻度升高时，可先通过调整饮食来控制体内的血脂。对于已有冠心病、高血压或糖尿病的高脂血症患者，由于发生心血管事件的风险非常高，因此在改善生活方式的同时，还需要在医生的指导下进行药物治疗。

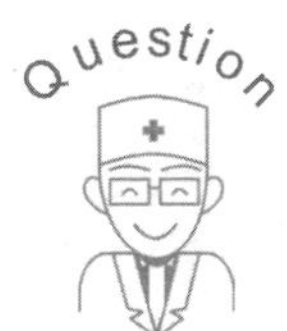

24. 中医如何认识高脂血症

中医没有高脂血症相对应的病名，但相关文献记录了血脂增高现象的存在，以及饮食不节、过食肥甘所引起的高脂血症的危害。中医认为高脂血症是以肝、脾、肾功能失调为本，痰浊血瘀为标，其中痰饮湿浊是高脂血症发病的关键，脾胃的运化功能失常是引起高脂血症的基本病机。高脂血症的成因可归纳为 4 点：①痰浊凝聚注入血脉是高脂血症的病机关键。②脾虚失运、肾经亏虚是形成高脂血症的主要内因。③嗜食膏粱厚味是促成高脂血症的重要外因。④痰瘀互结、沉积血府，脉道失柔是高脂血症演变为心脑血管疾病的必然转归。

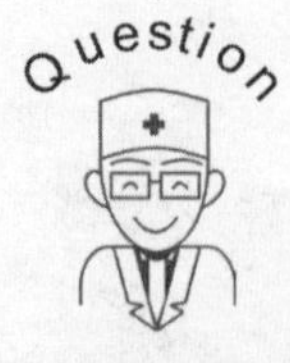

25. 睡眠与血脂有什么关系？

随着睡眠时间的增长，血脂水平有增高趋势，这可能与机体功能有关。长期保持较长的睡眠时间可导致体内所需能量减少，与脂蛋白代谢相关的酶的活性可能降低，因而发生血脂异常。睡眠时间过长者血清总胆固醇、甘油三酯均高于睡眠时间正常者，所以应积极倡导科学的生活方式，合理调整睡眠时间的长短。

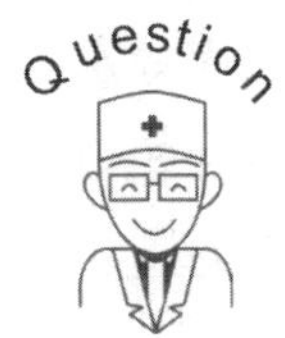

26. 脂肪瘤、黄色瘤与高血脂有关吗？

脂肪瘤是一种常见的软组织良性肿瘤，由成熟脂肪细胞构成，可发生于身体任何有脂肪的部位。最常见于颈、肩、背、臀、乳房和肢体的皮下组织，以及面部、头皮、阴囊和阴唇，其次为腹膜后及胃肠壁等处，极少数可出现于原来无脂肪组织的部位。如果脂肪瘤中纤维组织所占比例较大，则称为纤维脂肪瘤。有的脂肪瘤在结构上除大量的脂肪组织外，还含有较多结缔组织或血管，即形成复杂的脂肪瘤。位于皮下组织内的脂肪瘤大小不一，大多呈扁圆形或分叶，分界清楚；边界不清者需提防恶性肿瘤的可能。目前脂肪瘤的病因并未完全明确。脂肪瘤常见于肥胖

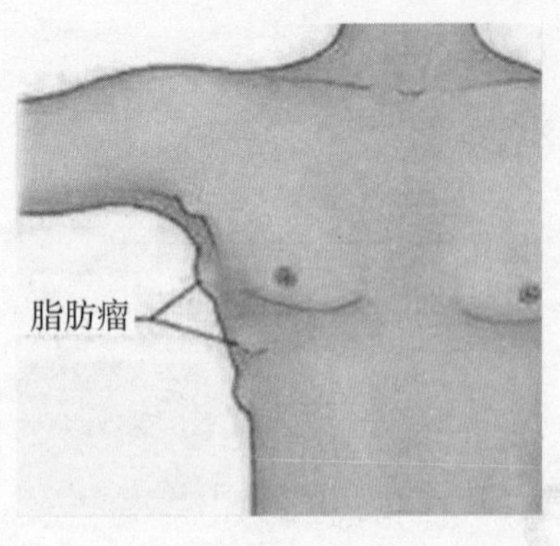

者。肥胖人群的脂肪细胞体积明显高于同龄的非肥胖者，肥胖人群患高脂血症的概率更大，其血浆胆固醇水平和甘油三酯水平也会相应升高，而人体内过多的脂肪堆积，可在不同部位形成大小不一的脂肪瘤。

黄色瘤是血脂异常的主要表现之一，为脂质在真皮内沉积所引起的良性肿瘤。通常为局限性皮肤隆凸，颜色可为黄色、橘黄色或棕红色，多呈结节、斑块或丘疹状，质地柔软，最常见的是眼睑周围扁平黄色瘤。

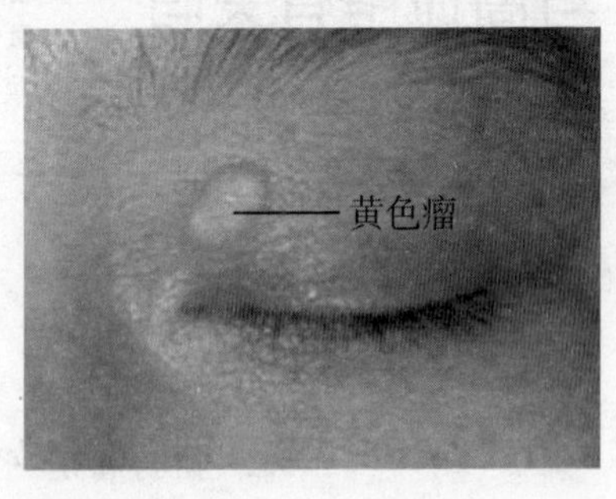

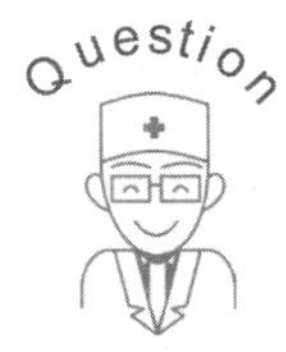

27. 吸烟与血脂异常有关系吗

吸烟者血脂指标中同型半胱氨酸（Hcy）、总胆固醇、高密度脂蛋白胆固醇均异常，且与烟龄和吸烟数量呈正相关，尤以同型半胱氨酸、高密度脂蛋白胆固醇异常明显。烟中的尼古丁等物质可促使冠状动脉发生痉挛，使同型半胱氨酸和胆固醇沉积在动脉管壁上，影响其运输与代谢，使它们在血浆中的含量增高。近年的研究发现，同型半胱氨酸增高也是导致动脉粥样硬化性缺血性脑血管疾病的独立危险因子，易引发心绞痛、心肌梗死、脑卒中等疾病。吸烟者的高密度脂蛋白胆固醇低于不吸烟者，而吸烟者动脉粥样硬化的比例则高于不吸烟者。

28. 哪些不良习惯可以影响血脂水平？

一是运动少，缺乏运动会导致脂肪在体内堆积，从而引起高脂血症。二是过量饮酒，过量饮酒会使体内热量过剩而导致肥胖，同时酒精会转变为乙酸，而乙酸会使体内的游离脂肪酸的氧化减慢，使脂肪酸在肝内生成甘油三酯，随之极低密度脂蛋白也会增多，最终导致高脂血症的发生。三是饮食过咸，世界卫生组织建议，健康成年人每日摄入的盐不能超过 5g，少吃 1g 盐就少一分患高脂血症的危险，但是也不是建议大家不吃盐，而是要适当。四是多肉少菜，尤其是多食一些含脂肪较高的动物性食品，如肥猪肉、黄油、动物内脏等，会导致血脂升高。

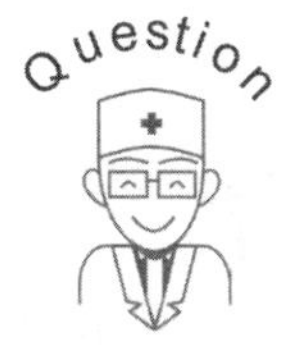

29. 高脂血症与日常饮食有何关系

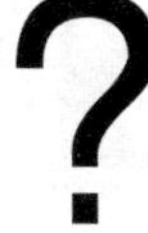

高脂血症是一种生活方式病，饮食习惯不当是引起高脂血症的重要原因，故在日常生活中，应少食一些会引起血脂高的食物，如动物内脏、蛋黄、鱿鱼等含有高胆固醇的食物，猪油、肥猪肉、黄油、肥羊、肥牛等含有高脂肪的食物。此外还需适当减少碳水化合物的摄入，不要过多吃糖和甜食，糖可转变为甘油三酯，因此应该少食白糖、红糖、乳糖、蜜糖、糕点等高糖食物。

对于一般高脂血症患者的合理饮食结构，以下建议供参考：①每日饮 1 袋牛奶，内含 250mg 钙，既补充了钙和蛋白质，又减少了高脂血症的发病机会。②每日进食 3 份高蛋白质食品，或瘦肉 50g，或鸡蛋 1 个，或鸡鸭肉 100g，或鱼虾 100g，或豆腐 100g，以每日早、中、晚餐各 1 份为宜。③少食多餐，每日吃 3 顿、4 顿或 5 顿，每顿可吃七八成饱。④每日进食 500g 蔬菜和水果，一般为 400g 蔬菜、100g 水果。

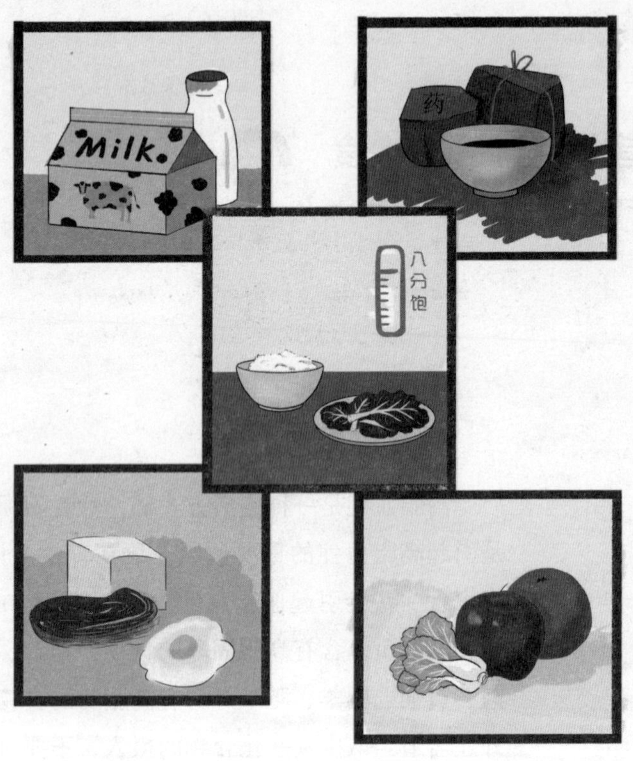

第二部分

高血脂的检查与诊断

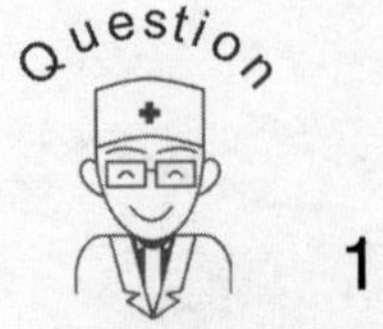

1. 检查血脂前需要做哪些准备？

检查血脂前需要做好三大准备：一是空腹，即一定要禁食 12～14 小时。抽血前的最后一餐一定不能够吃高脂的食物，同时要禁酒。二是避免服用一些影响血脂的药，如避孕药、β 受体阻滞剂及某些激素类药物等。三是生理和病理状态要比较稳定。人的血脂水平会随一些生理及病理状态的变化而变化，例如创伤、急性感染、发热、妇女月经、妊娠等都会影响血脂水平。

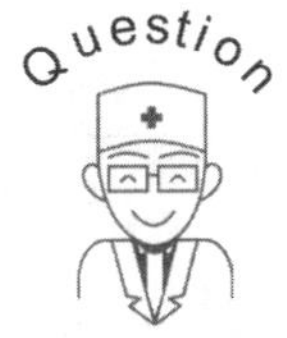

2. 血脂检查包括哪些内容？血脂的正常值是多少？

临床上血脂检测项目一般为血脂四项，即总胆固醇（TC）、甘油三酯（TG）、低密度脂蛋白胆固醇（LDL-C）和高密度脂蛋白胆固醇（HDL-C）。其他血脂项目，如血清载脂蛋白 A1（Apo A1）、载脂蛋白 B（Apo B）、乳糜微粒（CM）、极低密度脂蛋白（VLDL）、氧化低密度脂蛋白（ox-LDL）、非高密度脂蛋白胆固醇（non-HDL-C）和血清脂蛋白 a（Lp a）等的临床应用价值也日益受到关注。各项正常值见表 2-1。

表 2-1　血脂各项成分供参考的正常值

成分	正常值	
总胆固醇（TC）	＜5. 18mmol/L	
甘油三酯（TG）	＜1. 70mmol/L	
低密度脂蛋白胆固醇（LDL-C）	＜3. 37mmol/L	
高密度脂蛋白胆固醇（HDL-C）	＞1. 04mmol/L	
载脂蛋白 A1（Apo A1）	男性＜（1. 42 ±0. 17） g/L	女性＜（1. 45 ±0. 14） g/L
载脂蛋白 B（Apo B）	男性＜（1. 01 ±0. 21） g/L	女性＜（1. 07 ±0. 23） g/L
乳糜微粒（CM）	阴性	
极低密度脂蛋白（VLDL）	0. 21 ~0. 78mmol/L	
氧化低密度脂蛋白（ox-LDL）	＜50μg/dL	
非高密度脂蛋白胆固醇（non-HDL-C）	1. 97 ~4. 63mmol/L	
脂蛋白 a（Lp a）	＜300mg/L	

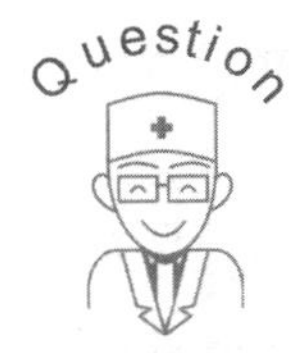

3. 怎么读懂血脂化验报告单？

总胆固醇（TC）升高：是冠心病的危险因素之一，总胆固醇高者动脉粥样硬化、冠心病的发生率较高。此外，总胆固醇升高还见于甲状腺功能减退症、糖尿病、肾病综合征及长期高脂饮食、精神紧张或妊娠等。

总胆固醇（TC）降低：可见于肝硬化、暴发性肝衰竭等疾病，这是因为肝细胞受损时，胆固醇酯化障碍，血中胆固醇酯减少，导致总胆固醇降低。此外，总胆固醇降低还见于甲状腺功能亢进症、严重贫血、急性感染和消耗性疾病等。

甘油三酯（TG）升高：一般认为，空腹甘油三酯水平与主要心血管事件的关联性非常小，而餐后甘油三酯水平可用于评估动脉粥样硬化早期的风险，所以餐后甘油三酯水平在普通人群中预测冠心病风险的效力比空腹甘油三酯更有优势。甘油三酯升高可见于原发性或继发性高脂蛋白血症、冠心病、糖尿病、动脉硬化症、肥胖症、阻塞性黄疸等疾病。甘油三酯重度升高，常可伴发急性胰腺炎。

甘油三酯（TG）降低：见于原发性 β- 脂蛋白缺乏症。还见于甲状腺功能亢进症、肾上腺皮质功能减退或肝功能严重低下等。

低密度脂蛋白胆固醇（LDL-C）升高：与冠心病的发病呈正相关，是动脉粥样硬化的潜在危险因素。

低密度脂蛋白胆固醇（LDL-C）降低：低密度脂蛋白胆固醇越低，动脉粥样硬化的风险就越小。

高密度脂蛋白胆固醇（HDL-C）升高：高密度脂蛋白胆固醇具有抗动脉粥样硬化的作用，与冠心病的发病呈负相关，其升高对防止动脉粥样硬化、预防冠心病有重要作用。

高密度脂蛋白胆固醇（HDL-C）降低：多见于心脑血管疾病、糖尿病、肝炎、肝硬化等。

载脂蛋白 A1（Apo A1）：可以反映高密度脂蛋白水平，与高密度脂蛋白胆固醇水平呈明显正相关，其临床意义也大体相似。

载脂蛋白 B（Apo B）：可以反映低密度脂蛋白水平，与低密度脂蛋白胆固醇水平呈明显正相关，其临床意义也大体相似。

血清脂蛋白 a（Lp a）升高：脂蛋白 a 高于 300mg/L 的患者冠心病危险性明显增高。在排除各种应激性升高的情况下，脂蛋白 a 被认为是动脉硬化性心血管疾病的独立危险因素。

需要注意的是，化验报告单上的参考值指的是正常人体检的正常值。有动脉硬化性心血管疾病病史者或已存在动脉硬化性心血管疾病危险因素的患者，需结合动脉硬化性心血管疾病危险分层评估其血脂状况。

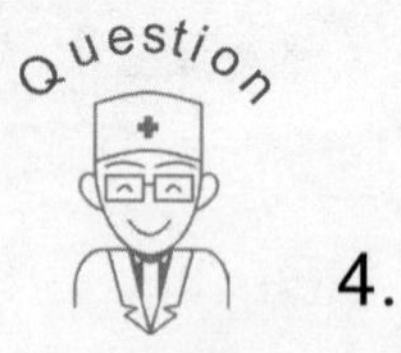

4. 什么是代谢综合征？

代谢综合征（MS）是指多种代谢异常簇集发生在同一个体的临床状态，这些代谢异常包括糖耐量减低、糖尿病、中心性肥胖病（腹型肥胖）、脂代谢紊乱、高血压及心脑血管病等。目前较为公认的代谢综合征的病因包括肥胖和胰岛素抵抗，更详细的发病机制仍不清楚。2004 年中国糖尿病学会指出，以下条件满足 3 项者即可诊断为代谢综合征：①体重指数≥ 25kg/m^2；②血压≥ 140/90mmHg 或已确诊为高血压病；③甘油三酯（TG）≥ 1.7mmol/L 和/或高密度脂蛋白胆固醇（HDL-C）男性 ＜0.9mmol/L、女性 ＜1.0mmol/L；④空腹血糖≥ 6.1mmol/L，餐后 2 小时血糖≥ 7.8mmol/L 或有糖尿病病史。

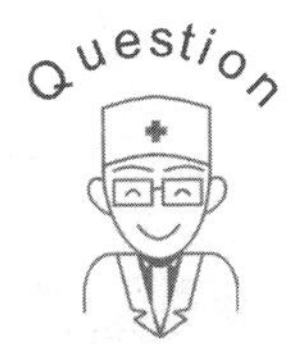

5. 哪些人需要定期检查血脂？

20 岁以上的成年人至少每 5 年要检查一次血脂。

40 岁以上男性和绝经后女性应每年进行血脂检查。

以下人群应每 3 ~6 个月检查一次血脂。

◎有动脉硬化性心血管疾病病史者。

◎存在多项动脉硬化性心血管疾病危险因素（如高血压、糖尿病、肥胖、吸烟）的人群。

◎有早发性心血管疾病家族史患者（指男性一级直系亲属在 55 岁前或女性一级直系亲属在 60 岁前患缺血性心血管疾病），或有家族性高脂血症患者。

◎有皮肤或肌腱黄色瘤及跟腱增厚者。

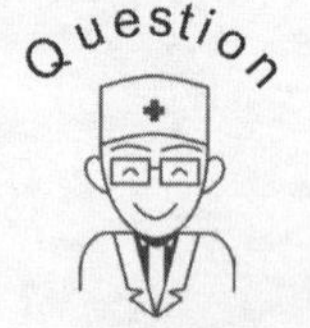

6. 哪些人群易患高脂血症？

◎服用特殊药物的人群，如长期服用类固醇和/或避孕药的人群。

◎生活方式不健康的人群，如酗酒、吸烟、缺乏体力活动、精神紧张或焦虑、长期高糖高脂饮食、肥胖等人群。

◎绝经后妇女。雌激素可降低血清总胆固醇、低密度脂蛋白胆固醇水平。绝经后，雌激素的分泌大幅减少，可导致血清总胆固醇升高。

◎具有高脂血症家族史的人群。

◎已患有高血压、糖尿病、冠心病、甲状腺功能减退症、肝病、肾病等疾病的患者。

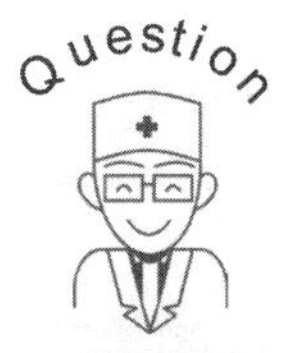

7. 为什么有些高脂血症患者需要做基因检测？

目前，部分原发性高脂血症已被证实是由于遗传性基因缺陷导致的。例如，以低密度脂蛋白胆固醇异常为主的家族性高胆固醇血症、家族性 Apo B-100 缺陷、低 β 脂蛋白血症等均为常染色体显性遗传疾病，以高密度脂蛋白胆固醇异常为主的 Apo A1 缺陷、家族性卵磷脂胆固醇酰基转移酶（LCAT）缺乏症、血浆胆固醇酯转移蛋白（CETP）缺陷等均为常染色体隐性遗传病。故在患者已患有高脂血症的基础上，若其一级亲属已知有早发冠状动脉疾病史或血管疾病家族史（男性≤ 55 岁，女性≤ 60 岁），或一级亲属或后代已知有高脂血症，则应对其进行基因检测，以便进行早期干预及相关治疗，改善此类患者的预后。

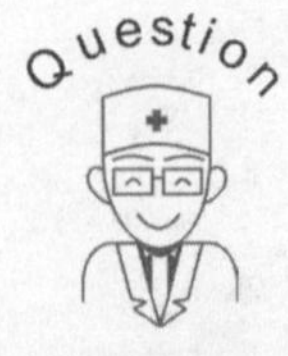

8. 高脂血症患者应间隔多长时间复查血脂水平？

高脂血症患者在开始药物治疗后的 4～6 周内，应复查各项血脂指标，根据血脂情况调整用药方案。若经治疗后血脂已达到目标值，则应每 3～6 个月复查一次血脂，并同时复查肝肾功能和肌酸激酶。

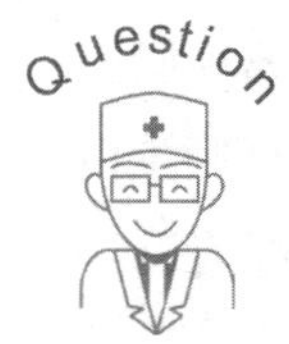

9. 冠心病患者的血脂应控制在哪个范围

临床上，调脂治疗需要达到的胆固醇基本目标值是根据患者动脉硬化性心血管疾病10年发病危险来确定的，而不是简单地依病种划分。目前认为低密度脂蛋白胆固醇在动脉硬化性心血管疾病的发病中起着核心作用，所以降低低密度脂蛋白胆固醇水平是冠心病患者调脂治疗的主要目标。2016年的《中国成人血脂异常防治指南》将动脉硬化性心血管疾病10年发病危险分为低危、中危、高危与极高危4组，其中，已知存在动脉硬化性心血管疾病（如冠心病）的患者属极高危组，其非高密度脂蛋白胆固醇水平应控制在2.6mmol/L以下，低密度脂蛋白胆固醇水平应控制在1.8mmol/L以下。若低密度脂蛋白胆固醇基线值较高，用现有调脂药物标准治疗3个月后，难以使低密度脂蛋白胆固醇降至基本目标值，则可以考虑将低密度脂蛋白胆固醇至少降低50%作为替代目标。部分冠心病患者在治疗开始前，低密度脂蛋白胆固醇基线值就已在基本目标值内，这时可将其低密度脂蛋白胆固醇水平从基线值降低30%左右。合并有高甘油三酯者，可联合应用他汀类与贝特类药物治疗。

然而临床研究结果显示，增加用药量将低密度脂蛋白胆固醇降至1.4mmol/L甚至更低，对患者的益处已很有限。

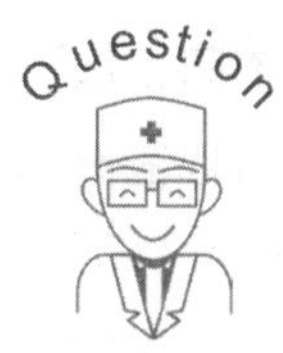

10. 糖尿病患者的血脂应控制在哪个范围

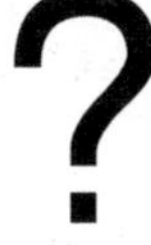

糖尿病合并血脂异常主要表现为甘油三酯升高，高密度脂蛋白胆固醇降低，低密度脂蛋白胆固醇升高或正常。调脂治疗可以显著降低糖尿病危险程度。据2016年的《中国成人血脂异常防治指南》动脉硬化性心血管疾病危险评估流程图划分，40岁以上的糖尿病患者属高危人群，低密度脂蛋白胆固醇水平应控制在2.6mmol/L以下，非高密度脂蛋白胆固醇水平应控制在3.4mmol/L以下，高密度脂蛋白胆固醇水平应控制在1.0mmol/L以上。40岁以下的糖尿病患者，需根据是否存在动脉硬化性心血管疾病（急性冠脉综合征、稳定性冠心病、血运重建术后、缺血性心肌病、缺血性脑卒中、短暂性脑缺血发作、外周动脉粥样硬化性疾病等）、低密度脂蛋白胆固醇基线水平、有无高血压、是否吸烟、高密度脂蛋白胆固醇基线水平等综合评估，确定10年动脉硬化性心血管疾病发病危险等级，据危险等级的不同，制定不同的调脂方案及血脂控制范围。如有合并总胆固醇高者，可采用他汀类与贝特类药物联合应用治疗。

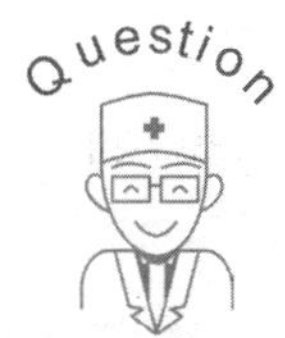

11. 高血压患者的血脂应控制在哪个范围？

高血压患者合并血脂异常时，应根据其不同的危险程度而制定不同的血脂控制标准（具体见下一个问题及表2-2）。高血压合并血脂异常，通常可加速动脉粥样硬化的发生发展，使预后恶化，而调脂治疗能够使多数高血压患者获得很好的疗效，尤其能减少冠心病事件的发生，因此动脉硬化性心血管疾病10年危险分层属中等或以上的高血压患者，均应启动药物治疗。既往对难治性高血压患者亚组分析发现，大剂量他汀类药物治疗能明显降低难治性高血压患者的心血管风险。2016年的研究结果也显示，对于中等危险者而言，他汀类药物治疗可显著减少总体人群的心血管事件，对于收缩压 ＞143mmHg 的亚组人群，他汀类药物与降压药物联合应用可进一步降低心血管事件风险。所以，对于高血压合并血脂异常的患者而言，降压与调脂的联合治疗，在降低患者心血管事件风险方面的效果是 1 +1 ＞2 的。

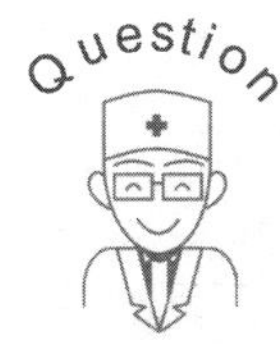

12. 血脂异常的危险分层方案是怎样的

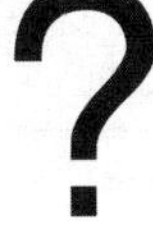

血脂异常的危险因素包括年龄（男≥ 45 岁，女≥ 55 岁）、吸烟、低高密度脂蛋白胆固醇、肥胖和早发心血管疾病家族史。

动脉硬化性心血管疾病 10 年发病危险为中危且年龄 <55 岁者，需评估余生风险，具有以下任意两项者，定义为高危：①收缩压≥ 160mmHg 或舒张压≥ 100mmHg；②非高密度脂蛋白胆固醇≥ 5.2mmol/L（200mg/dL）；③高密度脂蛋白胆固醇 < 1.0mmol/L（40mg/dL）；④体重指数（BMI）≥ 28kg/m^2；⑤吸烟。血脂异常的危险分层方案见表 2-2。

表 2-2　血脂异常的危险分层方案

符合下列任意条件者，可直接列为高危或极高危人群

极高危：ASCVD 患者

高危：①LDL-C≥4.9mmol/L 或 TC≥7.2mmol/L

②糖尿病患者 1.8mmol/L≤LDL-C<4.9mmol/L（或）3.1mmol/L≤TC<7.2mmol/L 且年龄≥40 岁

↓不符合者，评估 10 年 ASCVD 发病危险

危险因素个数		血清胆固醇水平分层/mmol·L^{-1}		
		3.1≤TC<4.1（或）1.8≤LDL-C<2.6	4.1≤TC<5.2（或）2.6≤LDL-C<3.4	5.2≤TC<7.2（或）3.4≤LDL-C<4.9
无高血压	0~1 个	低危（<5%）	低危（<5%）	低危（<5%）
	2 个	低危（<5%）	低危（<5%）	中危（5%~9%）
	3 个	低危（<5%）	中危（5%~9%）	中危（5%~9%）
有高血压	0 个	低危（<5%）	低危（<5%）	低危（<5%）
	1 个	低危（<5%）	中危（5%~9%）	中危（5%~9%）
	2 个	中危（5%~9%）	高危（≥10%）	高危（≥10%）
	3 个	高危（≥10%）	高危（≥10%）	高危（≥10%）

注：ASCVD，动脉硬化性心血管疾病；LDL-C，低密度脂蛋白胆固醇；TC，总胆固醇。

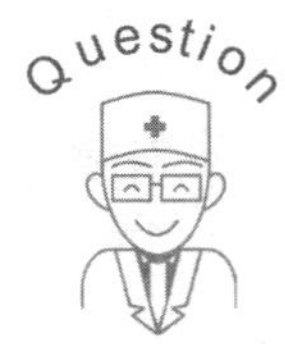

13. 血液黏稠与高脂血症是一回事吗

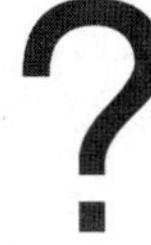

高血脂会使血液变得黏稠。高脂血症主要是指血清总胆固醇和/或甘油三酯浓度过高。研究表明，高脂血症患者全血黏度、血浆黏度和红细胞聚集指数皆升高，其中全血黏度、血浆黏度和纤维蛋白原浓度已被确定为动脉粥样硬化的独立危险因素。血液变得黏稠，会改变血流动力学状态，促使血栓形成，增加心血管事件发生风险。

高脂血症中甘油三酯增高会使血液处于高凝状态，并有导致急性胰腺炎的风险。当血液中甘油三酯浓度 >11. 30mmol/L，或浓度在 5. 65 ~ 11. 30mmol/L 呈乳糜样时，有 12% ~ 38% 的患者会发生急性胰腺炎。

高黏血症即高黏滞综合征，主要是由一种或几种升高的血液黏滞因子造成血流缓慢及血液过度黏稠的一种综合病症，以血液流变学参数异常为主要临床特征。主要因细胞浓度过高、血浆蛋白增多、血细胞的聚集性增高、血细胞的变形性减弱、血脂异常等引起。所以说高脂血症的患者可能会有血液黏稠，但血液黏稠的患者不一定有高脂血症。

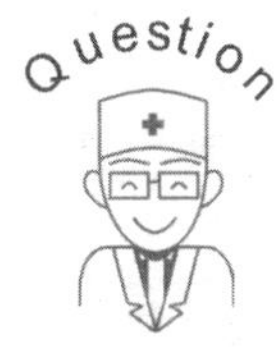

14. 动脉硬化性心血管疾病与高血脂有关吗

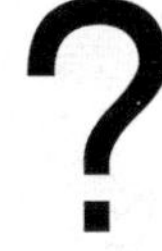

动脉硬化性心血管疾病即广泛的动脉粥样硬化源性疾病的总称，临床确诊的动脉硬化性心血管疾病主要包括急性冠脉综合征、心肌梗死、稳定或不稳定型心绞痛、冠状动脉血管重建术（包括介入治疗和搭桥手术治疗）后、其他外周动脉疾病或血管重建术后、动脉粥样硬化性脑卒中或短暂脑缺血发作。《中国成人血脂异常防治指南》指出，以低密度脂蛋白胆固醇或总胆固醇升高为特点的高脂血症是动脉硬化性心血管疾病的重要危险因素，降低低密度脂蛋白胆固醇水平可显著减少动脉硬化性心血管疾病的发病及死亡危险。其他类型的血脂异常，如甘油三酯增高或高密度脂蛋白胆固醇降低与动脉硬化性心血管疾病发病危险的升高也存在一定联系。

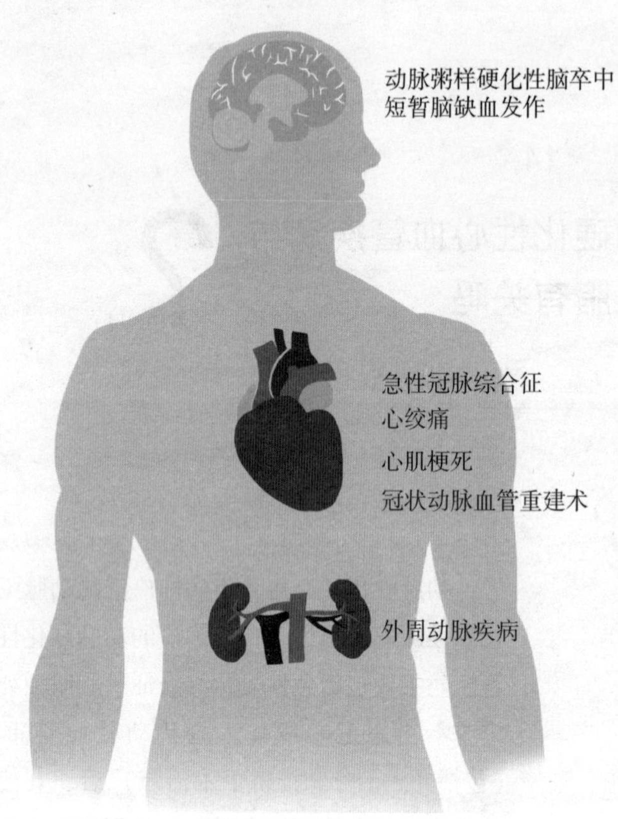

第三部分

高血脂的治疗

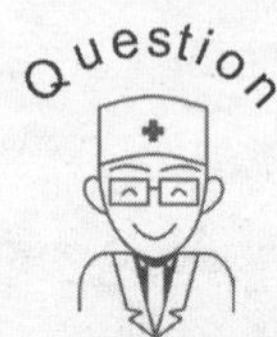

1. 高脂血症的防治原则是怎样的

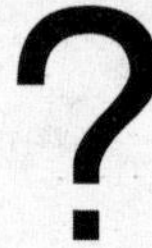

治疗高脂血症最主要的目的是防治冠心病，所以应根据是否已有冠心病或有无心血管危险因素，结合血脂水平制定治疗措施及血脂的目标水平。

由于高脂血症与饮食及生活方式有密切关系，所以饮食治疗和改善生活方式是治疗血脂异常的基础措施。无论是否进行药物调脂治疗都必须坚持控制饮食和改善生活方式。

药物治疗时要根据血脂异常的类型及治疗需要达到的目的，选择合适的调脂药物，并且需要定期进行调脂疗效和药物不良反应的监测。

在进行调脂治疗时，应将降低低密度脂蛋白

胆固醇（LDL-C）作为首要目标。临床上在决定开始药物调脂治疗时，需要考虑患者是否同时有冠心病的其他危险因素（即除LDL-C 以外的危险因素）。分析这些冠心病的主要危险因素将有助于判断患者未来 10 年冠心病发作的危险性，由此决定降低总胆固醇（TC）、LDL-C 的目标值。不同的危险人群，开始药物治疗的 TC 和 LDL-C 值及需达到的目标值有很大的不同，见表 3-1。

表 3-1　血脂异常患者开始调脂治疗的 TC 和 LDL-C 值及其目标值

危险等级	TLC 开始	药物治疗开始	治疗目标值
低危：10 年危险性＜5%	TC≥ 6. 22mmol/L（240mg/dL） LDL-C≥ 4. 14mmol/L（160mg/dL）	TC≥ 6. 99mmol/L（270mg/dL） LDL-C≥ 4. 92mmol/L（190mg/dL）	TC≥ 6. 22mmol/L（240mg/dL） LDL-C≥ 4. 14mmol/L（160mg/dL）
中危：10 年危险性 5% ~10%	TC≥ 5. 18mmol/L（200mg/dL） LDL-C≥ 3. 37mmol/L（130mg/dL）	TC≥ 6. 22mmol/L（240mg/dL） LDL-C≥ 4. 14mmol/L（160mg/dL）	TC≥ 5. 18mmol/L（200mg/dL） LDL-C≥ 3. 37mmol/L（130mg/dL）
高危：CHD 或 CHD 等危症，或 10 年危险性 10% ~ 15%	TC≥ 4. 14mmol/L（160mg/dL） LDL-C≥ 2. 59mmol/L（100mg/dL）	TC≥ 4. 14mmol/L（160mg/dL） LDL-C≥ 2. 59mmol/L（100mg/dL）	TC ＜4. 14mmol/L（160mg/dL） LDL-C ＜2. 59mmol/L（100mg/dL）

续表

危险等级	TLC 开始	药物治疗开始	治疗目标值
极高危：ACS或缺血性心血管病合并DM	TC≥3.11mmol/L（120mg/dL） LDL-C≥2.07mmol/L（80mg/dL）	TC≥4.14mmol/L（160mg/dL） LDL-C≥2.07mmol/L（80mg/dL）	TC＜3.11mmol/L（120mg/dL） LDL-C＜2.07mmol/L（80mg/dL）

注：TLC，治疗性生活方式改变；CHD，冠心病；CHD 等危症，与CHD 同等危险的疾病；ACS，急性冠脉综合征；DM，糖尿病。

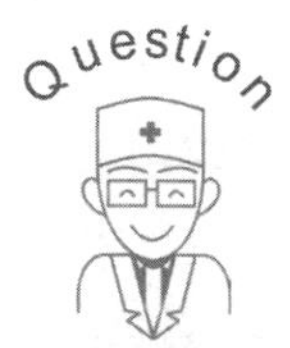

2. 深海鱼油可以降血脂吗?

深海鱼油是指从深海鱼类中提炼出来的不饱和脂肪成分，分别为二十碳五烯酸（EPA）和二十二碳六烯酸（DHA）。EPA 和 DHA 在人体内均可以抑制脂肪酸合成系列酶，并增加脂蛋白脂肪酶活性，加速低密度脂蛋白的代谢，从而降低体内总胆固醇、甘油三酯和低密度脂蛋白胆固醇的水平；EPA 和 DHA 还可以通过抗血小板、清除自由基、抑制炎症因子的方式，减轻脂质过氧化程度，降低血液黏稠度，减少血管内壁脂肪斑块的形成，从而降低心血管疾病的发病率。美国俄勒冈大学卫星科学中心以含有 EPA 及 DHA 的鲑鱼为主体食物，供给被试者连续食用 10 天后，结果发现健康人的血中胆固醇降低了 17%，甘油三酯降低了 40%，而高血脂的人胆固醇降低了 20%，甘油三酯降低了 67%，说明 EPA 和 DHA 有降血脂的作用，且降甘油三酯的作用比降胆固醇的作用强。因此，深海鱼油可降血脂。

但是，服用深海鱼油也不能过量。一般情况下，每日服用不超过 3g，对大多数人来说都是安全的。服用深海鱼油过量，会导致血液不易凝结，增加出血的风险。此外，还可能出现深海鱼油的副作用：嗳气、口臭、胃灼热、恶心、稀便、皮疹和流鼻血。需要注意的是，深海鱼油在制作过程中，由于各种工艺损耗，大量的 DHA 和 EPA 会流失，在保健品中，有效的 EPA 和 DHA 含量大约只有 30%。某些鱼类，特别是鲨鱼、鲭鱼和养殖鲑鱼，还可能受到汞和其他化学品的污染。

对鱼或海鲜过敏者，以及患有肝病、躁郁症、抑郁症、糖尿病、高血压、家族性腺瘤性息肉的人，服用深海鱼油可能会使原有病情加重或增加不良反应的风险。因此，不可盲目选择深海鱼油类产品，最好在医生指导下服用。

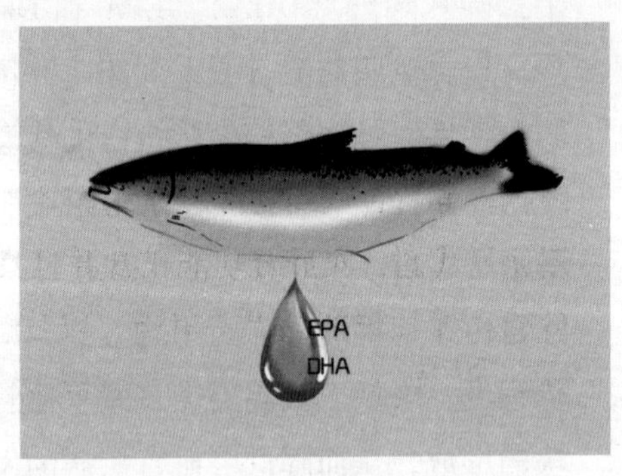

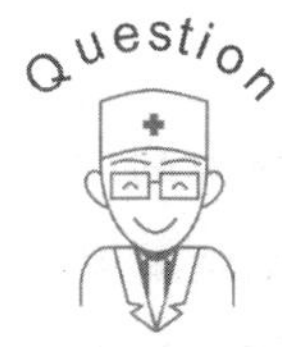

3. 常用的降脂药有哪几种？降脂药是不是越贵越好

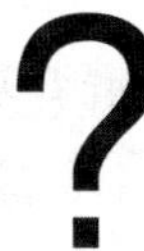

降脂药并不是越贵越好，对症才是最重要的。常用的调整血脂药物有 5 类。

◎他汀类药物：适用于总胆固醇及低密度脂蛋白胆固醇增高的患者，为冠心病二级预防和治疗的首选药。他汀类药物主要通过抑制肝脏细胞内胆固醇的合成而发挥降血脂作用，通过肝肾代谢途径代谢，对肝肾功能正常并且具有冠心病高危因素（如年龄偏大、男性、吸烟，有高血压、糖尿病、脑卒中病史等）的高总胆固醇患者最为适宜。他汀类药物除了具有降血脂作用，还具有抗动脉硬化的功效，甚至可部分逆转动脉粥样硬化斑块，既能有效防止动脉粥样硬化，又能降低心肌梗死和脑卒中的发生率，为临床应用最广泛的降脂药。其不良反应有头痛、失眠、抑郁、皮疹、横纹肌溶解、肌酸、肌痛、无力、胃肠道症状、血转氨酶和肌酸激酶增高等。胆汁淤积、活动性肝病者和孕妇禁用他汀类药物。

◎贝特类药物：适用于高甘油三酯血症或以甘油三酯升高为主的混合型高脂血症患者。不良反应主要有胃肠道反应、皮肤发痒和荨麻疹、一过性血清转氨酶升高和肾功能改变。长期服用本类药物宜定期检查肝肾功能。长期应用者胆石症的发病率会增高，与抗凝剂合用时，应注意减少抗凝剂的用量。

◎烟酸类药物：适用于高甘油三酯血症或以甘油三酯升高为主的混合型高脂血症患者，可延缓冠状动脉病变的进展，降低冠心病事件的发生率。不良反应有皮肤潮红、发痒、胃部不适、体位性低血压、肝功能受损、高血糖、急性痛风等。慢性肝病和严重痛风患者禁用烟酸类药物，消化性溃疡和高尿酸血症患者应慎用，糖尿病患者一般不宜用。

◎胆酸螯合剂：该类药物对甘油三酯无降低作用甚或稍有升高作用，故仅适用于单纯高胆固醇血症，或与其他降脂药合用治疗混合型高脂血症。因这类药物不经胃肠道吸收，故不良反应少见，特别适用于高胆固醇血症的孕妇和儿童。不良反应偶有便秘、恶心等。禁用于β脂蛋白血症和甘油三酯＞4. 5mmol/L者，甘油三酯＞2. 3mmol/L者慎用。

◎胆固醇吸收抑制剂：此类药物主要通过抑制肠道内饮食及胆汁中胆固醇的吸收来达到降低血脂的目的。

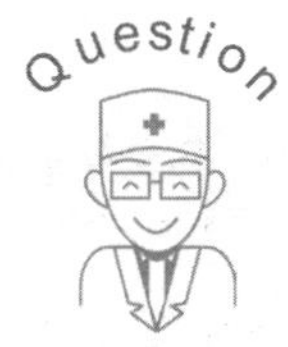

4. 目前最新型的降脂药是什么

目前国内最新型的降脂药为前蛋白转化酶枯草溶菌素9型（PCSK9）抑制剂。PCSK9抑制剂专门针对“坏的胆固醇”低密度脂蛋白胆固醇，单用或联合他汀类药物治疗能够显著降低高胆固醇血症患者的低密度脂蛋白水平，该药提供了一种全新的模式来治疗血脂代谢紊乱，被视为他汀类药物之后降脂领域最大的进步，适用于成年人或12岁以上青少年纯合子型家族性高胆固醇血症。PCSK9抑制剂不受年龄、性别、身体质量指数（BMI）、低密度脂蛋白胆固醇及他汀类药物使用情况的影响，副作用极小。在最大剂量他汀类药物都无法有效控制低密度脂蛋白胆固醇时，PCSK9 抑制剂可以有效降低低密度脂蛋白胆固醇，故可安全有效地应用于动脉硬化性心血管疾病患者、他汀不耐受或他汀禁忌证患者。

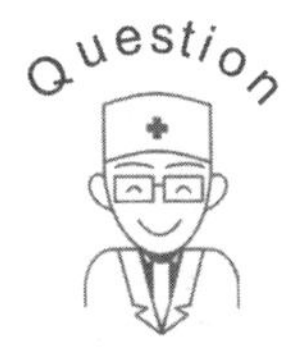

5. 他汀类药物早晨吃好还是晚上吃好

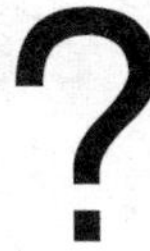

他汀类药物是细胞内胆固醇合成限速酶的抑制剂，能减少胆固醇的合成。夜间是人体肝脏胆固醇合成最活跃的时段，大部分他汀类药物最宜在晚上临睡前服用。睡前用药能让药物作用在午夜达到峰值，从而达到最佳的降胆固醇效果。阿托伐他汀和瑞舒伐他汀因为半衰期较长，所以可在一天的任何时间服用。

在他汀类药物与贝特类药物联用的情况下，为了减少药物合用引起肌痛的副作用风险，即使是长效的他汀类药物，也不妨选择早晨服贝特类药物、晚上服他汀类药物的服药方法。

如果错过了用药时间，应在记起时立即补

用，若已接近下一次用药时间，则无须补用，切勿一次使用双倍剂量。

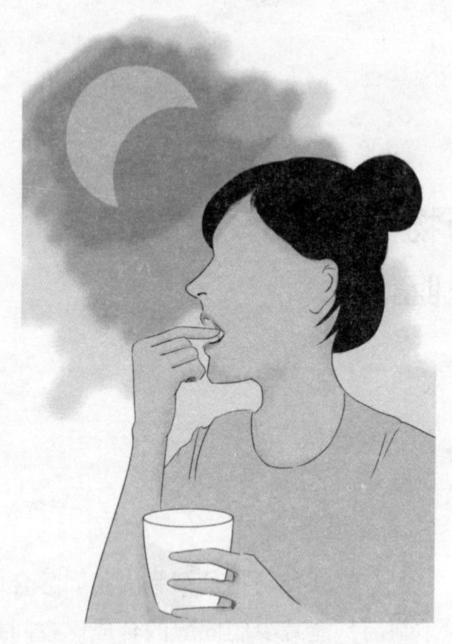

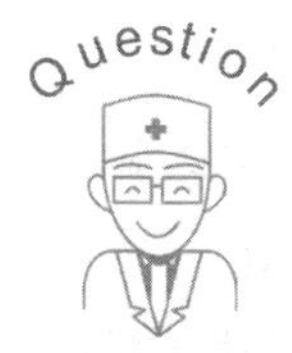

6. 血脂正常了可以停药吗

血液中血脂正常，不代表局部组织斑块稳定。动脉粥样硬化是一种进展性疾病，在整个进展过程中，动脉的内皮损伤、炎症反应是持续存在的，不稳定斑块的表面如果出现破溃会导致急性血栓形成，造成急性心肌梗死、缺血性脑中风等严重并发症。坚持长期服用降脂药，可以将血脂控制在正常范围内，可以稳定斑块，甚至逆转斑块形态，重塑血管，降低心脑血管事件的发生率。短期或间断服药，无法长期有效地控制血脂，突然停药后短期内的血脂升高，可使心脑血管事件明显增加。因此，高血脂应及早治疗，并坚持长期治疗，才能给心脑血管提供更可靠的保护。

对于有心脏病、高血压、糖尿病等心脑血管疾病或有心脑血管疾病家族史的患者，必须坚持长期服用降脂药，药物使用4～6周后，作用达最大。如血脂未达到控制标准，可增加剂量或联合用药。达标后，长期维持用药，每3～6个月复查一次血脂。除非发生不良反应或血脂降得太低，一般不应停药或减量。

不过，并非所有高脂血症患者都不能停药、都需要长期的药物治疗。对于病情较轻，单用饮食疗法、锻炼、减轻体重等非药物治疗就能控制的高脂血症患者，在专业人员指导下，可以不必长期用药治疗。

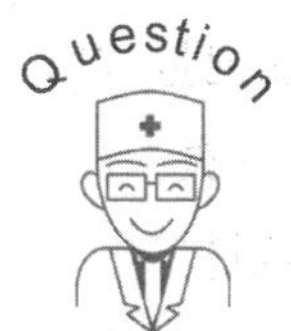

7. 常用降血脂的中成药有哪些

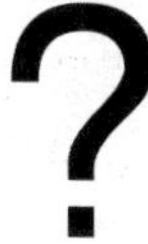

中成药治疗高脂血症，应注意证候不同则用药也不同，应根据患者的不同特点进行辨证治疗，依据中医治法选择不同的药物。

（1）松龄血脉康胶囊

成分：鲜松叶、葛根、珍珠粉等。

功能主治：平肝潜阳，镇心安神，活血化瘀。用于肝阳上亢所致的头痛、眩晕、急躁易怒、心悸、失眠，高血压及原发性高脂血症见上述证候者。除了降血脂、控制血压外，松龄血脉康胶囊还具有抗氧化、提高心功能及抗动脉粥样硬化等作用。研究表明，松龄血脉康胶囊联合西药对甘油三酯、胆固醇、低密度脂蛋白胆固醇的改善更有效，单独使用与其他中成药及西药效果近似。

（2）丹田降脂丸

成分：丹参、三七、何首乌、人参、川芎、泽泻、当归、黄精、肉桂、淫羊藿、五加皮。

功能主治：活血化瘀，健脾补肾。丹田降脂丸具有良好的调脂作用，能够扩张冠状动脉，缓解微循环和心肌缺血的情况，从而起到降血脂作用。

（3）血脂康胶囊

主要成分：红曲。

功能主治：除湿祛痰，活血化瘀，健脾消食。用于脾虚痰瘀阻滞所致的气短、乏力、头晕、头痛、胸闷、腹胀、食少纳呆等。血脂康胶囊也含有小剂量的他汀、不饱和脂肪酸、必需氨基酸及微量元素，对血脂异常患者有较好的疗效，可用于治疗高脂血症，也可用于由高脂血症及动脉粥样硬化引起的心脑血管疾病的辅助治疗，安全系数高且不良反应较小。

（4）绞股蓝总苷片

成分：绞股蓝总苷。绞股蓝总苷来源于绞股蓝这一植物，在降低血脂方面有较好效果。

功能主治：①降血脂，使甘油三酯、低密度脂蛋白、胆固醇降低，并促进高密度脂蛋白的提升；②清血管，使血浆比黏度、血小板聚集度降低，活血化瘀，预防血管堵塞；③养心脑，对头晕、胸闷、健忘等症状有治疗作用。绞股蓝总苷片可改善高甘油三酯、脂肪肝，对单纯的高血脂可有效控制，促进血脂自我代谢能力的提升，且比较安全。

（5）通脉降脂片

成分：笔管草、川芎、荷叶、三七、花椒。

功能主治：降脂化浊，活血通脉。用于治疗高脂血症，防治动脉粥样硬化。

（6）山楂精降脂片

主要成分：山楂提取物。

功能主治：降血脂，用于高脂血症，亦可作为冠心病和高血压的辅助治疗用药。

（7）脂可清胶囊

成分：葶苈子、山楂、茵陈、黄芩、泽泻、大黄、木香等。

功能主治：宣通导滞，通络散结，消痰渗湿。用于痰湿引起的高脂血症，症见眩晕、四肢沉重、神疲少气、肢麻、胸闷、舌苔黄腻等。

（8）健脾降脂颗粒

成分：山楂、泽泻、丹参、灵芝等。

功能主治：健脾化浊，益气活血。用于脾运失调、气虚、血瘀引起的高脂血症，症见眩晕耳鸣、胸闷纳呆、心悸气短等。

（9）降脂宁颗粒

成分：山楂（去核）、制何首乌、决明子、荷叶。

功能主治：降血脂，软化血管。用于增强冠状动脉血液循环、抗心律不齐及治疗高脂血症。

（10）降脂排毒胶囊

成分：大黄、决明子、山楂、茵陈、栀子、泽泻、莪术、何首乌、柴胡。

功能主治：清热排毒，化瘀降脂。用于浊瘀互阻之高脂血症。

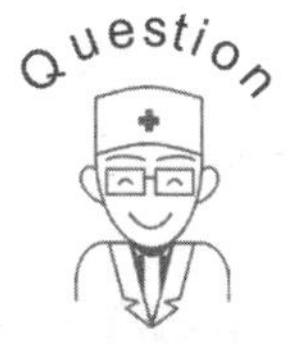

8. 血脂高了自己买药吃行不行

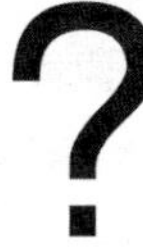

血脂高了不能盲目吃药，血脂增高多与人们的生活饮食习惯有关。吃药并非高血脂的唯一治疗途径，目前高血脂的治疗包括药物治疗和非药物治疗。当血脂升高处于初级阶段时，也就是说对于还没有发现冠心病、高血压、动脉粥样硬化等心脑血管疾病的患者，特别是年轻人和绝经期妇女，完全可以通过调理饮食和改变生活方式来把血脂控制在正常范围内，如选择低脂肪、低胆固醇、低碳水化合物饮食，多吃粗粮、蔬菜和水果，戒烟限酒，坚持运动、减肥等非药物治疗。在非药物治疗效果不好，或伴有高血压、冠心病、糖尿病及动脉粥样硬化等疾病时，应在医生的指导下进行积极的药物降脂治疗，并坚持配合饮食、运动等非药物治疗。

另外，降脂药有严格的适应证和禁忌证，例如活动性肝病患者及孕妇禁用他汀类药物，慢性肝病和严重痛风患者禁用烟酸类药物。在不了解降脂药的情况下自行买药吃，可能会导致降脂效果不佳，甚至会使病情恶化，出现无法预料的严重后果。

不同人群和不同类型的高脂血症，其治疗目标也不同，在用药过程中要按照医嘱定期监测血脂水平，根据情况调整药物种类及剂量。

综上所述，血脂高了不可自己买药吃，无论西药还是中成药，均应在医生指导下服用。

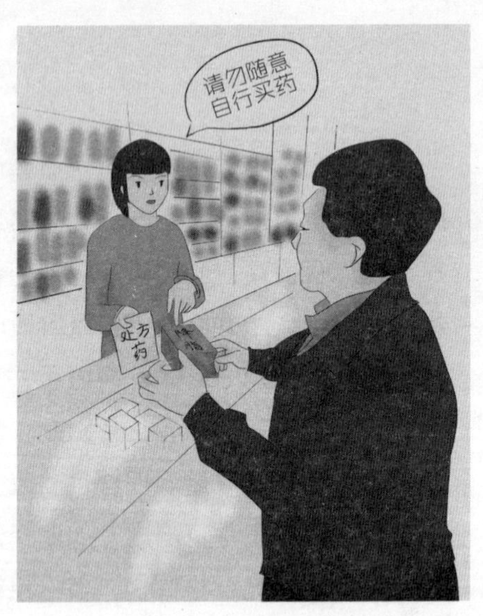

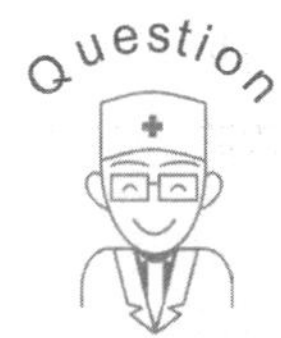

9. 高脂血症可以根治吗

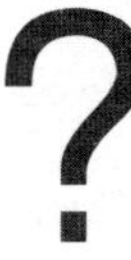

就像高血压、糖尿病一样，高脂血症是一种慢性病，无论是药物治疗还是非药物治疗，都只能控制血脂在正常范围内，而无法根治，除非是因其他疾病造成的高血脂，例如甲状腺功能低下引起的高血脂，甲状腺功能低下治愈了，血脂也会随着降低。不过这种情形较少见，大部分的高血脂都需要长期控制。

健康的生活习惯可以预防或延缓高血脂的发生，但仍有部分高血脂属于家族遗传而无法预防。不良的生活饮食习惯会使高血脂提前发生。高血脂不能根治，但是如果进行长期有效的调理可把血脂控制在正常范围内，因此患者无须特别害怕，只要听从医生的建议，做好日常调理，减少高胆固醇食物的摄取，就会避免出现严重的后果。

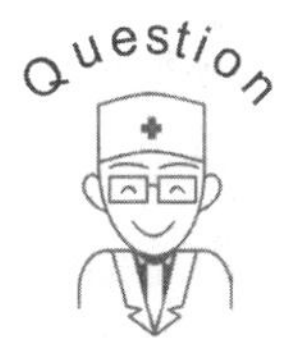

10. 调脂药物的选择原则是什么

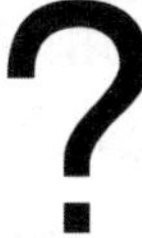

由于个体间的差异，同样是高血脂，发生在不同的人身上，即使服用同一种药物，治疗效果也可能有差异，一个治疗方案不可能适用于所有人。因此，高脂血症选择药物治疗时，首先应判断异常血脂的类型，分清是原发性还是继发性，如果是继发于糖尿病、肾病、甲状腺功能低下、痛风等疾病，应积极治疗原发病。如经检查确定是原发性高脂血症，又应根据血脂水平，全面考虑应采取的治疗措施及血脂应达到的目标水平。对于老年人，使用药物应注意剂量及副作用，降脂不宜过剧、过急。

（1）不同血脂类型药物选择

高脂血症主要有高胆固醇血症、高甘油三酯血症、混合型高脂血症。高胆固醇血症患者可根据血清总胆固醇水平选用不同的降胆固醇药物。对于轻中度高胆固醇血症，应优先选用低剂量他汀类药物；对于严重或难治的高胆固醇血症，应选用胆酸螯合剂、他汀类药物，或这两类药物联用。高甘油三酯血症患者根据血清甘油三酯水平，可选用贝特类药物、烟酸类药物或深海鱼油制剂。混合型高脂血症患者可选对胆固醇及甘油三酯都有作用的药物，并针对不同的病情选用与之相应的药物，如：以胆固醇与低密度脂蛋白胆固醇增高为主者，首选他汀类药物；以甘油三酯增高为主者，首选贝特类药物；胆固醇、甘油三酯与低密度脂蛋白胆固醇均显著升高者，可联合用药。他汀类药物与贝特类药物或烟酸类药物联合使用可明显降低血脂水平，但可增加肌病和肝脏毒性的可能性，应予高度重视。

（2）特殊人群血脂异常的药物选择

◎血脂异常伴糖尿病（甘油三酯升高、极低密度脂蛋白升高、高密度脂蛋白胆固醇降低）时首选他汀类药物，如合并高甘油三酯伴或不伴高密度脂蛋白胆固醇降低者，可联合贝特类药物。

◎血脂异常合并高血压者优先选用他汀类药物。

◎血脂异常合并冠心病、慢性肾脏疾病者优先选用他汀类药物，必要时联合胆固醇吸收抑制剂依折麦布。

◎血脂异常合并非心源性缺血性脑卒中或短暂性脑缺血者，推荐他汀类药物长期治疗，有脑出血病史者慎用。

◎血脂异常合并高尿酸血症者宜选贝特类药物。

由上可知，要根据血脂异常类型和有无特殊合并症来选用相应的降脂药，另外还需要考虑患者的耐受情况、其他合并用药情况等。

11. 高胆固醇血症和以胆固醇升高为主的混合性高脂血症可以选用什么降脂药

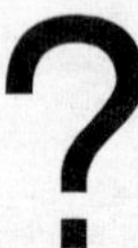

高胆固醇血症和以胆固醇升高为主的混合性高脂血症应首选他汀类降脂药。他汀类药物主要通过抑制参与胆固醇合成过程的限速酶（羟甲基戊二酸单酰辅酶 A 还原酶，HMG-CoA）来抑制胆固醇的合成，以降低胆固醇和低密度脂蛋白胆固醇为主，尤其适用于单纯胆固醇升高的患者。单用他汀类药物不能使血脂达到治疗目标值时，可加用依折麦布或胆酸螯合剂，强化降脂作用。

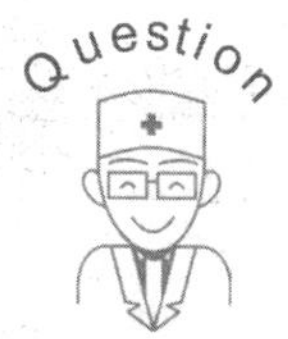

12. 降血脂的首要目标是哪一个指标

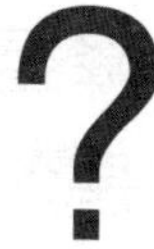

国内外血脂治疗指南均推荐将低密度脂蛋白胆固醇（LDL-C）作为降脂治疗的首要目标。低密度脂蛋白的主要功能是将胆固醇转运到肝脏以外的各个组织和器官，是导致动脉粥样硬化的主要脂蛋白。当血清中 LDL-C 水平升高时，胆固醇就会附着在动脉内壁，构成坚硬且厚密的胆固醇斑块，日久造成动脉内壁增厚、变窄及动脉粥样硬化，这是公认的导致心脑血管疾病发生和患者死亡的重要原因。大量证据表明，降低 LDL-C 可以减少冠心病的发病率和死亡率，因此，LDL-C 是降血脂的首要目标。

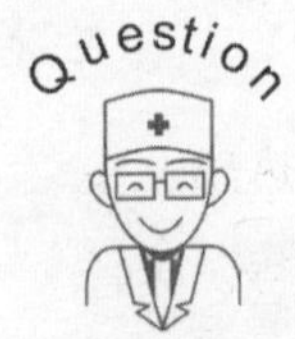

13. 高血脂患者血脂降至正常后反而感觉不舒服是怎么回事

高血脂患者血脂降至正常后反而感觉不舒服可能与降脂药的不良反应有关。少数患者在服用降脂药之后，可能会出现以下不适。

◎胃肠道反应：如恶心、腹胀、腹泻、便秘等，通常持续时间短暂，不需停药。

◎肌肉不适：服用他汀类或贝特类降脂药可能会出现肌肉疼痛、肌肉抽搐、无力等症状，在罕见情况下，可能会出现横纹肌溶解，甚至导致肾衰竭而死亡。因此，在服用此类药物期间应该定期复查血清肌酸激酶（CK），对于出现肌肉疼痛者，应注意可能出现横纹肌溶解症，要及时测定 CK，如果 CK 持续升高，在正常值 3 倍以上，应立即停止使用他汀类药物。

◎皮肤症状：皮肤潮红、瘙痒，荨麻疹，皮疹等。这些反应一般较轻，多于服药之初的几周之内出现，不需停药也可自行消失；个别症状明显者应减少剂量或停药。

◎心血管反应：服用烟酸类降脂药有时会出现发热感、头昏、头跳痛、眩晕、无力、晕厥、血压下降、心律失常等。

◎精神和神经症状：胆固醇对大脑的形成及其功能至关重要，因此降低其浓度可能会引发精神及神经症状，如严重的易激惹、攻击行为、健忘及勃起功能障碍等。临床上出现上述症状时，应考虑可能与服用他汀类药物有关，应及时停药。在多数病例中，这些症状都是可逆的，而复用药物时可以再发。

高脂血症患者在服用降脂药期间，要定期监测生化指标，如果出现严重不适症状，应及时到医院就诊，根据具体情况决定是否需要减量、停药或是更换药物。

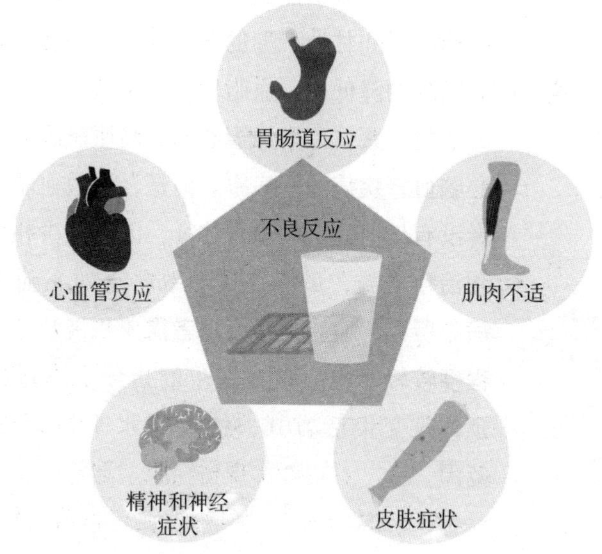

14. 无症状性血脂异常需要服药吗？

血脂异常指血浆中脂质的量和质的异常，包括胆固醇和甘油三酯的升高，以及高密度脂蛋白胆固醇的降低等。血脂异常是导致动脉粥样硬化的危险因素，可增加冠心病、高血压、脑卒中等心脑血管疾病的发病率。但是，多数血脂异常患者没有任何症状和异常体征，因而缺少相关预防和治疗措施，最终往往导致严重的心脑血管疾病。所以，血脂异常的患者需要积极治疗，如果程度较轻，也应该在医生的指导下进行健康干预，改变生活方式，使血脂水平恢复到正常范围。

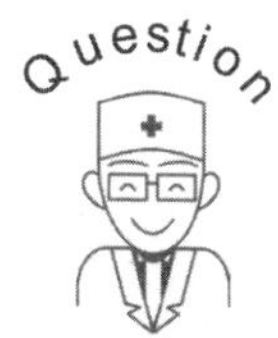

15. 他汀类降脂药常见的副作用有哪些

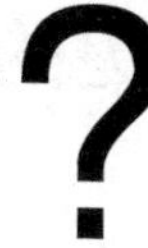

他汀类降脂药有较好的耐受性和安全性，最常见的副作用为胃肠道不适、腹泻、胀气，以及头痛、皮疹、头晕等。此外，接受大剂量他汀类药物治疗的患者尚有少见的特殊不良反应，如肌病、肝毒性、认知功能异常等。

Question

16.

贝特类降脂药常见的副作用有哪些？

贝特类降脂药通常耐受良好，最常见的不良反应是胃肠道不适，多为轻微的恶心、腹泻和腹胀等；偶见皮肤瘙痒、荨麻疹、皮疹、脱发、头痛、失眠和性欲降低等，这些反应一般也很轻。长期服用贝特类药物时，应警惕引起肝肾功能损害，还有个别患者服药后可能出现肌肉疼痛、抽搐、无力等横纹肌溶解症状。另外，贝特类药物可使胆结石的发生率升高。

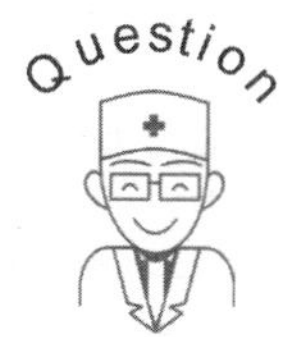

17. 烟酸类降脂药有何副作用？

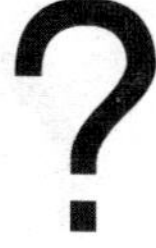

刚开始服用烟酸类降脂药时，常有皮肤潮红及瘙痒等，但在服药前30分钟服用阿司匹林即可减轻此反应。长期应用可致皮肤干燥、色素沉着或棘皮症。另外，烟酸类药物也可引起恶心、呕吐、腹泻等胃肠刺激症状，用餐时或餐后服用可以减轻这些症状。大剂量服用可引起高血糖、高尿酸血症及肝功能异常等。

18.

胆固醇吸收抑制剂常见的副作用有哪些？

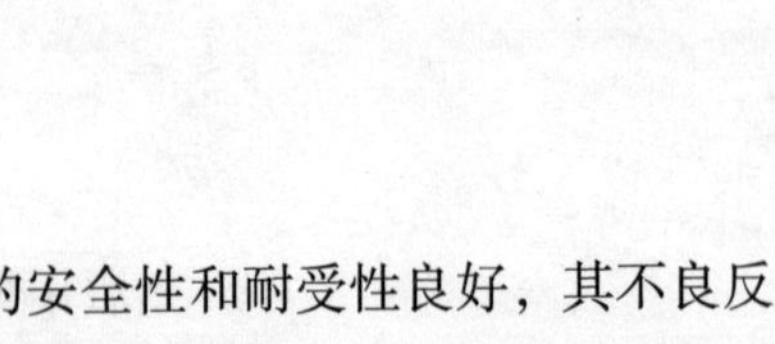

此类药物的安全性和耐受性良好，其不良反应轻微且多为一过性，主要表现为头疼和消化道症状，与他汀类药物联用也可发生转氨酶增高和肌痛等副作用，禁用于妊娠期和哺乳期女性。

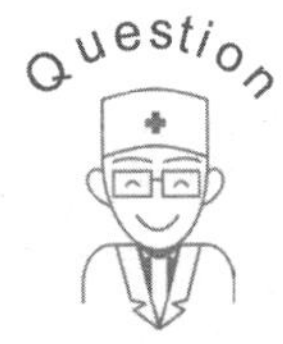

19. 胆酸螯合剂的副作用有哪些？

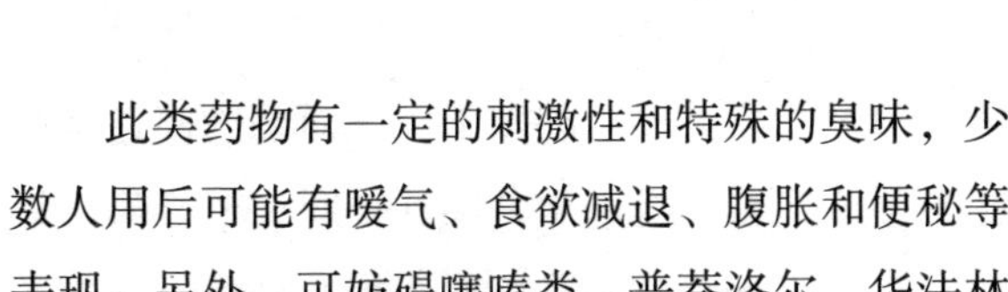

此类药物有一定的刺激性和特殊的臭味，少数人用后可能有嗳气、食欲减退、腹胀和便秘等表现，另外，可妨碍噻嗪类、普萘洛尔、华法林和地高辛等药物的吸收。

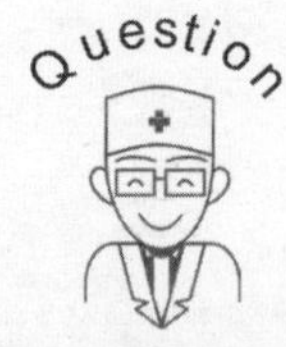

20. 患了冠心病，低密度脂蛋白胆固醇是否越低越好？

临床上，在对动脉硬化性心血管疾病患者进行余生危险评估时，冠心病患者被直接列为极高危人群。对于冠心病患者而言，其低密度脂蛋白胆固醇的治疗达标值应 ＜1.8mmol/L（70mg/dL）。将低密度脂蛋白胆固醇降至更低，在理论上存在临床获益空间，但其获益幅度已不大。且要将低密度脂蛋白胆固醇降至更低水平，需要加倍使用降脂药，其伴随的不良反应出现的风险也将大大增加。因此对于冠心病患者而言，低密度脂蛋白胆固醇并不是越低越好。

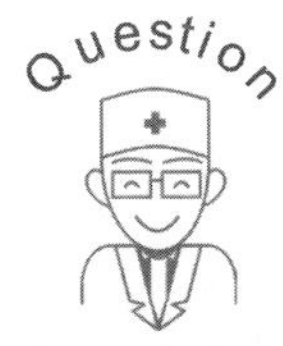

21. 遵医嘱服药血脂仍控制不好是怎么回事?

◎遵医嘱服药血脂仍控制不好时，应考虑以下问题。调整生活方式：尝试控制体重、戒烟限酒、改变饮食习惯、适当运动等。这对血脂控制有所帮助。

◎积极治疗原发病：高脂血症常继发于控制不良的糖尿病、甲状腺功能减退症、肾病综合征、肾透析、肾移植、胆道梗阻等。积极治疗原发病，对血脂控制有所帮助。

◎其他药物的影响：如口服避孕药，长期服用利尿剂（氢氯噻嗪等）、β受体阻滞剂（普萘洛尔、阿替洛尔等）、利血平等可能会导致血脂升高。

◎原发性高脂血症多与遗传因素有关，血脂水平高，并且顽固，药物难以控制，可进行血浆净化治疗、外科治疗等。基因治疗在未来有可能攻克顽固性遗传性的血脂异常。

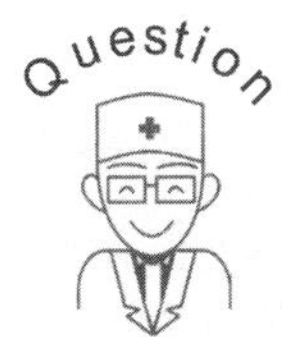

22. 糖尿病合并血脂异常该如何治疗

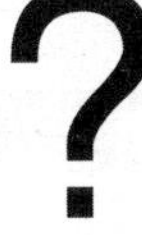

血脂异常是糖尿病患者的常见并发症及心血管疾病的主要危险因素，必须进行治疗。临床试验已经证明调脂治疗可以显著降低糖尿病患者发生心血管事件的风险。

（1）糖尿病合并血脂异常的治疗原则

以饮食治疗为基础，根据病情、危险因素、血脂水平决定是否或何时开始药物治疗。

（2）非药物治疗措施

包括饮食和其他治疗性生活方式改变，用于

预防血脂代谢紊乱，也是血脂异常治疗的基础。

◎饮食调节：其目的是保持合适的体重，降低过高的血脂水平，兼顾其他不健康的饮食结构，如限制食盐量。可采用的方式有：控制摄入总热量，特别强调减少脂肪，尤其胆固醇和饱和脂肪酸的摄入量；适当增加蛋白质和碳水化合物的比例；减少饮酒或戒烈性酒。

◎其他非药物治疗措施包括运动锻炼和戒烟。

（3）药物治疗措施

适用于治疗性生活方式干预后疗效不满意，冠心病发病危险较高或已有冠心病的糖尿病患者。

◎以低密度脂蛋白胆固醇（LDL-C）为治疗目标：现有证据表明，要达到防治缺血性心脑血管疾病的目的，首先要考虑降低LDL-C。LDL-C 目标水平依心血管疾病危险程度而定。①糖尿病伴心血管疾病患者为极高危状态。对于此类患者，不论其基线LDL-C 水平如何，均提倡采用他汀类药物治疗，将 LDL-C 降至2.07mmol/L（80mg/dL）以下或较基线状态降低 30% ~40%。②大多数糖尿病患者即使无明确的冠心病，也应视为高危状态。流行病学研究和临床试验显示，在这些患者中，心血管事件的危险大致相当于有心血管疾病而无糖尿病者。这两类患者均得益于降 LDL-C 治疗，治疗目标为 2.59mmol/L（100mg/dL）。治疗首选用他汀类药物。③无心血管疾病的糖尿病患者的 LDL-C 基线为 2.59mmol/L（100mg/dL）时，是否起用降 LDL-C 药必须结合临床判断。

他汀类药物在糖尿病患者的心血管疾病二级预防中的作用十分明确。对于 LDL-C 明显升高者，他汀类药物是治疗首选。对于 LDL-C 轻中度升高者，他汀类药物可以显著降低非致死性心肌梗死等主要冠心病事件的发生率。有他汀类药物使用禁忌者，可用胆酸螯合剂或胆固醇吸收抑制剂。

◎以甘油三酯（TG）为治疗目标：①血清 TG 水平临界升高在 1.70～2.25mmol/L（150～199mg/dL）时，治疗措施是非药物治疗，包括治疗性饮食、减轻体重、减少饮酒、戒烈性酒等。②如血清 TG 水平在 2.26～5.65mmol/L（200～499mg/dL）时，可应用贝特类药物。临床试验证明，贝特类药物能改善糖尿病患者的血脂状况，防止动脉粥样硬化的发生与发展。

降低 TG 还有另外的作用：①纠正脂毒性，减轻机体的胰岛素抵抗，保护胰岛素 B 细胞功能，这有益于阻止糖耐量恶化；②TG≥ 5.65mmol/L（500mg/dL）者易反复发生胰腺炎，这种情况不仅会使糖尿病恶化，还可能使患者因胰腺炎的并发症而失去生命，此时应首先考虑使用贝特类药物迅速降低 TG 水平。

◎以高密度脂蛋白胆固醇（HDL-C）为治疗目标：HDL-C 低于 1.04mmol/L（40mg/dL）是冠心病的独立预测因素。HDL-C 低的糖尿病患者如果 LDL-C 水平较高，则治疗的首要目标是 LDL-C。LDL-C 达标后，当有高甘油三酯血症时，下一个目标就是纠正低 HDL-C。低 HDL-C 与胰岛素抵抗密切相关，因此能改善机体胰岛素敏感性的治疗性生活方式改变（如减肥和增加体力活动）和药物（如胰岛素增敏剂）治疗都有助于提高血 HDL-C 水平。HDL-C≥ 1.04mmol/L（40mg/dL）应作为已有心血管疾病或尚无心血管疾病但已是高危患者的治疗目标。治疗性生活方式改变包括戒烟、减轻体重、减少饱和脂肪和胆固醇摄入、增加不饱和脂肪摄入、规律运动。治疗性生活方式改变未能使 HDL-C 达标时加用药物治疗，可选用贝特类或烟酸类药物。研究证明，对于 HDL-C 低、LDL-C 不甚高的糖尿病患者，给予贝特类药物治疗有益，烟酸缓释制剂能较好地升高 HDL-C，可视情况选用。

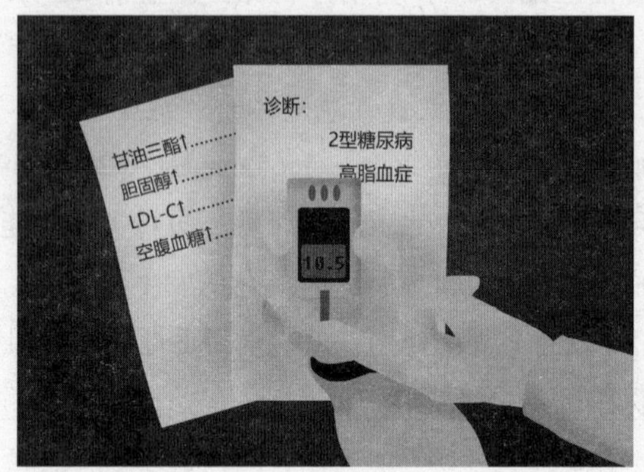

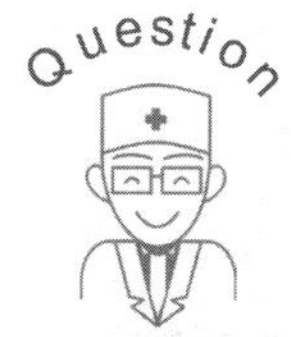

23. 高脂血症合并冠心病如何管控血脂水平

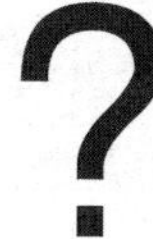

对于冠心病最重要的危险因素是低密度脂蛋白胆固醇（LDL-C）。他汀类药物能有效降低LDL-C水平，并因此减少心血管事件。他汀类药物还有延缓斑块进展、稳定斑块和抗炎等有益作用。稳定性冠心病患者LDL-C的目标值应＜2.60mmol/L（100mg/dL）。对于极高危患者［确诊为冠心病合并糖尿病或急性冠脉综合征（ACS）者］，治疗目标应为LDL-C＜1.8mmol/L（70mg/dL）。对于急性冠脉综合征患者，《动脉硬化性心血管疾病患者降低胆固醇治疗的亚洲专家共识》推荐，LDL-C应降至1.8mmol/L（70mg/dL）。如某些患者LDL-C水平能降至

1.4mmol/L（55mg/dL）以下，则不需减少药物剂量，专家认为 LDL-C 水平＜1.4mmol/L（55mg/dL）可能对改善预后更加有益，因此可将其作为可选择的达标值，以适应血脂水平能被降至很低的患者。

为达到更好的降脂效果，在他汀类药物治疗基础上，可加用胆固醇吸收抑制剂依折麦布 10mg/d。高甘油三酯（TG）或 LDL-C 水平增高的高危患者可考虑联用可降低 LDL-C 的药物和一种贝特类药物（如非诺贝特）或烟酸类药物。应用他汀类药物时，应严密监测转氨酶及肌酸激酶等生化指标，及时发现药物可能引起的肝脏损害和肌病。采用强化降脂治疗时，更应注意监测药物的安全性。

因急性冠脉综合征或行经皮冠状动脉介入治疗（PCI）收住院治疗的患者，应在住院后立即或 24 小时内进行血脂测定，并以此作为治疗的参考值。急性冠脉综合征属于极高危的情况，无论患者 LDL-C 的基线值是多少，都应尽早给予他汀类药物治疗。原已服用降脂药者，发生急性冠脉综合征时不必中止降脂治疗，除非出现禁忌证。发生急性冠脉综合征时，他汀类药物的剂量可以较大，如无安全性方面的不利因素，可使 LDL-C 降至＜2.07mmol/L（80mg/dL）或在原有基础上降低 40% 以上。在住院期间开始药物治疗有明显的益处，可调动患者坚持降脂治疗的积极性，使医生和患者更重视出院后的长期降脂治疗。

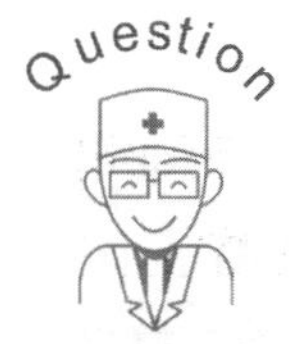

24. 高脂血症合并脑梗死如何管控血脂水平

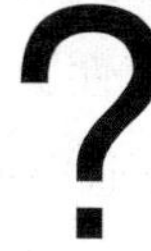

脑梗死又称缺血性脑卒中。血脂异常是缺血性脑卒中/短暂性脑缺血发作（TIA）的重要危险因素，而对不同类型脑卒中进行分析发现，血清总胆固醇水平升高与缺血性脑卒中的发生密切相关。在冠心病患者中，随着血清胆固醇水平的增高，缺血性脑卒中的风险也相应增加，胆固醇每增加 1mmol/L，缺血性脑卒中的风险就增加 25%。《中国缺血性脑卒中血脂管理指导规范》指出，对于急性缺血性脑卒中患者：①发病时已服用他汀类药物者，在急性期继续使用他汀类药物治疗是合理的（Ⅱ级推荐，B 类证据）。②缺血性脑卒中发病前未使用他汀类药物的患者，如果没有禁忌证，发病后可早期启动他汀类药物治疗。

在缺血性脑卒中患者的血脂预防管理方面：

◎对于非心源性缺血性脑卒中/TIA 患者，长期使用他汀类药物可以预防缺血性脑卒中/TIA 的复发。

◎对有动脉粥样硬化证据、低密度脂蛋白胆固醇（LDL-C）＞2.6mmol/L（100mg/dL）、无已知冠心病的缺血性脑卒中/TIA 患者推荐降胆固醇治疗。降血脂推荐使用他汀类药物，对有动脉粥样硬化证据的缺血性脑卒中/TIA 患者胆固醇降低目标值为 LDL-C ＜2.6mmol/L（100mg/dL），而伴有多种危险因素的极高危患者目标值为 LDL-C ＜1.8mmol/L（70mg/dL）或较基础值下降≥ 50%。

◎若缺血性脑卒中/TIA 患者的病因可能是动脉粥样硬化，则即使胆固醇水平正常、无冠心病，或无动脉粥样硬化证据，也应考虑使用他汀类药物治疗，以降低血管性事件发生的风险。

◎对于服用他汀类药物达到最大治疗剂量，LDL-C 仍无法达标的患者，或服用他汀类药物有禁忌或不耐受者，可以考虑联合或换用胆固醇吸收抑制剂或其他类降脂药。

◎对于缺血性脑卒中/TIA 患者，推荐同时采用治疗性生活方式改变的方法进行干预，包括控制体重和合理膳食等。

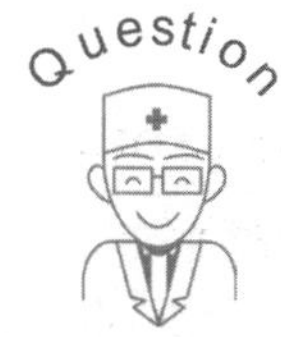

25. 高脂血症合并心肌梗死如何管控血脂水平

他汀类药物除调脂作用外，还具有抗炎、改善血管内皮功能、抑制血小板聚集的多效性。因此，所有无禁忌证的 ST 段抬高心肌梗死（STEMI）患者入院后应尽早开展他汀类药物治疗，且无须考虑胆固醇水平。对于非 ST 段抬高心肌梗死（NSTEMI）患者，控制饮食后低密度脂蛋白胆固醇（LDL-C）＞2.6mmol/L 者，口服降脂药治疗。LDL-C ＞3.38mmol/L 者，使用羟甲基戊二酰辅酶 A（HMG-CoA）抑制剂治疗。如果单独出现高密度脂蛋白胆固醇（HDL-C）＜1.04mmol/L 或同时存在其他血脂指标异常，则使用贝特类或烟酸类药物治疗。对于 HDL-C < 1.04mmol/L 和甘油三酯 >22.6mmol/L 的患者，使用吉非罗齐或烟酸类药物治疗。

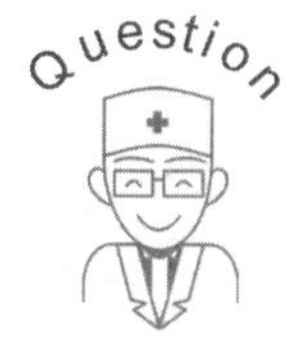

26. 高脂血症合并肾功能不全如何管控血脂水平？

对肾功能不全患者采取积极的血脂管理会产生良好的影响，用药原则应是越早越好，不应等到终末期肾病时才考虑使用药物，而且在治疗过程中应该是个体化治疗，选择合理的药物、合适的剂量使低密度脂蛋白胆固醇（LDL-C）水平达标。如果 LDL-C 水平不能达标，则可以联合采用他汀类药物和胆固醇吸收抑制剂。

27. 高脂血症并发脂肪肝怎么办

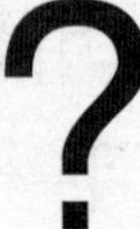

肝细胞内脂肪堆积过多可引发脂肪肝。多种因素可使脂肪堆积在肝细胞内，高脂血症首当其冲，两者互相促进，形成恶性循环：①有高脂血症时，全身性脂代谢紊乱，容易影响到肝脏，使肝脏堆积过多脂肪，形成脂肪肝。②肝脏是脂代谢的主要部位，脂肪肝会影响全身的脂代谢，使血脂异常更加严重。

高脂血症合并脂肪肝的患者肝损害的发生率要显著高于无脂肪肝的患者。一般而言，脂肪肝属于可逆性疾病，早期诊断并及时治疗常可恢复正常。如果发展到肝硬化阶段，即使再积极治疗，病变的肝脏也不可能恢复正常。因此，发现高脂血症并发脂肪肝后应该及早治疗。

各类高脂血症患者均可见脂肪肝，但最容易导致脂肪肝的是高甘油三酯血症，且高甘油三酯血症患者常伴有肥胖和糖尿病。临床数据显示，不伴有肥胖和糖尿病的高胆固醇血症对脂肪肝的影响远低于高甘油三酯血症。换句话说，肥胖、糖尿病、高甘油三酯等因素并存时，极易诱发脂肪肝、肝硬化。

（1）药物治疗及注意事项

高脂血症合并脂肪肝的患者服药需要经医生指导，不可擅自使用药物调脂。使用不当的情况下，部分降脂药会直接损害肝脏，加剧肝细胞内脂肪的积聚，导致肝大，部分患者可能会出现黄疸。

患者应尽量避免服用某些可促进脂肪在肝脏内堆积的药物。有数十种药物与脂肪肝有关，如四环素、阿司匹林、糖皮质激素、合成雌激素、胺碘酮、某些抗肿瘤药物等，都可以导致脂肪在肝内集聚。降脂药应严格遵医嘱服用，用药过程中应密切监测肝功能。可适时使用护肝片、水飞蓟素、肌苷、还原型谷胱甘肽等保肝药治疗脂肪肝和抵御降脂药可能对肝脏造成的损害。

（2）饮食调理

饮食调理是高脂血症并发脂肪肝患者的常见治疗措施，也是治本之策。通过合理改变膳食种类及数量，既能维持患者正常体力和生理功能，又能预防高脂血症的进一步恶化。

◎控制淀粉、脂肪的摄入。从事轻度活动的患者，每日每千克体重可供给 126 ~ 147kJ 热量。肥胖或超重者，每千克体重可供给 84 ~ 105kJ 热量。

◎减少糖和甜食的摄入，尽可能多吃一些含不饱和脂肪酸的植物油，尽量少吃一些饱和脂肪酸（如猪油、黄油、奶油等）。少吃或不吃动物内脏、蛋黄等高胆固醇食物。远离高糖糕点、冰激凌、糖果等。

◎适当提高蛋白质的摄入。高蛋白膳食可避免体内蛋白质的耗损，有利于脂蛋白合成，清除肝内积存的脂肪，促进肝细胞的修复与再生。

◎及时补充维生素、矿物质、膳食纤维。补充富含维生素C、维生素 B_{12}、维生素 E、叶酸、肌醇、钾、锌、镁等物质的食物，以维持正常的代谢，保护肝脏，防止营养缺失。

◎禁止饮酒。酒精是损伤肝脏的第一杀手。

（3）日常其他预防措施

多运动：适当的运动有助于体内脂肪的消耗。患者可以根据自身的体质选择合适的运动项目和运动量，如慢跑、散步、打乒乓球、游泳等。

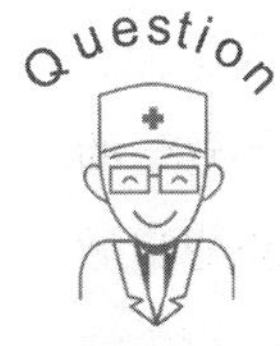

28.

长期服用什么药物易导致高脂血症

利尿药：利尿药中的氢氯噻嗪（双氢克尿噻）和氯噻酮如果长期服用，可使血清总胆固醇（TC）和甘油三酯（TG）的水平升高。呋塞米（速尿）可降低高密度脂蛋白胆固醇（HDL-C）的水平。

β 受体阻滞药：一般来说，β 受体阻滞药在服用 2 周时对血脂无明显影响。普萘洛尔（心得安）在服用 2 个月时可使血清 TG 水平升高，高密度脂蛋白（HDL）水平降低。服用 1 年时不仅可使血清 TG 水平升高、HDL 水平降低，而且会使血清 TC 和低密度脂蛋白（LDL）水平也升高。但应用具有内源性拟交感活性的 β 受体阻滞药，如吲哚洛尔（心得静）则对血脂无影响，且可使 HDL 水平升高。

口服避孕药：口服避孕药是一种由雌激素和孕激素按不同比例组成的人工合成的甾体激素制剂。研究发现，口服避孕药者低密度脂蛋白胆固醇（LDL-C）和 TG 水平明显升高，而对 HDL 的影响则取决于口服避孕药中所含雌激素和孕激素的比例。若雌激素比例占优势，则可增加抗动脉粥样硬化的 HDL 水平；若孕激素比例占优势，则可增加致动脉粥样硬化的 LDL 水平，降低 HDL 的水平。因此，妇女口服避孕药一定要在专科医生的指导下合理选用，并应定期进行血脂检查。一旦发现血脂异常，应在医生指导下改服其他口服避孕药。

苯妥英钠：用于治疗癫痫及洋地黄中毒引起的室性心律失常。口服 3 ~6 个月后，可使血清 TC 水平增高 19%。

抗精神病药：如氯丙嗪用于治疗精神分裂症，口服 9 周时，可使血清 TG 和 TC 水平明显增高。

糖皮质激素与促肾上腺皮质激素：糖皮质激素与促肾上腺皮质激素目前应用较广，短期应用对人体无明显影响，但若长期大量应用，可使 TG、TC 和极低密度脂蛋白（VLDL）上升，对健康不利。

雷尼替丁：雷尼替丁是目前应用较广、疗效较好的 H2 受体阻滞剂。但研究发现，它能使 VLDL 上升，使 HDL 下降。血脂高者或老年人在治疗溃疡病时不宜使用雷尼替丁，可以选用西咪替丁。

临床上还有一些常用药物，如胰岛素、干扰素、左旋多巴、维生素 D 等也有使血脂升高的作用，应予以高度重视。

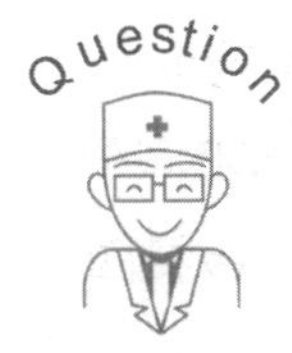

29. 高脂血症除了吃药还有其他治疗方法吗？

高脂血症除了药物治疗外，还可以进行非药物治疗。

（1）控制理想体重

许多流行病学资料显示，肥胖人群的平均血浆胆固醇和甘油三酯水平显著高于同龄的非肥胖者。除了体重指数与血脂水平呈明显正相关外，身体脂肪的分布也与血浆脂蛋白水平关系密切。一般来说，中心型肥胖者更容易发生高脂血症。肥胖者的体重减轻后，血脂异常亦可恢复正常。

（2）运动锻炼

体育运动不但可以增强心肺功能、改善胰岛

素抵抗和葡萄糖耐量，而且还可减轻体重、降低血浆胆固醇和甘油三酯水平，升高高密度脂蛋白胆固醇（HDL-C）水平。为了达到安全有效的目的，进行运动锻炼时应注意以下事项。

◎运动强度。通常以运动后的心率水平来衡量运动量的大小，适宜的运动强度一般是运动后的心率控制在个人最大心率的80%左右。运动形式以中速步行、慢跑、游泳、跳绳、做健身操、骑自行车等有氧活动为宜。

◎运动持续时间。每次运动开始之前，应先进行5~10分钟的预备活动，使心率逐渐达到上述水平，然后维持20~30分钟。运动完后最好再进行5~10分钟的放松活动。每周至少运动3~4次。

◎运动时应注意安全保护。

（3）戒烟

吸烟可升高血浆胆固醇和甘油三酯水平，降低HDL-C水平。停止吸烟1年，血浆HDL-C可上升至不吸烟者的水平，冠心病的危险程度可降低50%，甚至接近于不吸烟者。

（4）饮食治疗

血浆脂质主要来源于食物，通过控制饮食，可使血浆胆固醇水平降低5%~10%，同时有助于减肥，并使降脂药发挥出最佳的效果。多数Ⅲ型高脂蛋白血症患者通过饮食治疗，同时纠正其他共存的代谢紊乱，常可使血脂水平降至正常。

饮食治疗的时机主要取决于患者的冠心病危险程度和血浆低密度脂蛋白胆固醇（LDL-C）水平。一般来讲，冠心病的危险程度越高，则开始进行饮食治疗的血浆LDL-C的水平就越低。

高脂血症的饮食治疗是通过控制饮食的方法，在保持理想体重的同时，降低血浆中的 LDL-C 水平。饮食结构可直接影响血脂水平的高低。血浆胆固醇水平易受饮食中胆固醇摄入量的影响，进食大量的饱和脂肪酸也可增加胆固醇的合成。通常，肉、蛋及乳制品等食物（特别是蛋黄和动物内脏）中的胆固醇和饱和脂肪酸含量较多，应限量进食。食用油应以植物油为主，每人每日用量以 25～30g 为宜。家族性高胆固醇血症患者应严格限制食物中的胆固醇和脂肪酸摄入。

（5）重度血脂异常的非药物治疗

部分血脂异常的患者通过调整饮食和改善生活方式可以达到比较理想的血脂调节效果，有极少数患者血脂水平非常高，多见于有基因遗传异常的患者，可以进行血浆净化治疗、外科治疗。基因治疗在未来有可能攻克顽固性遗传性的血脂异常。

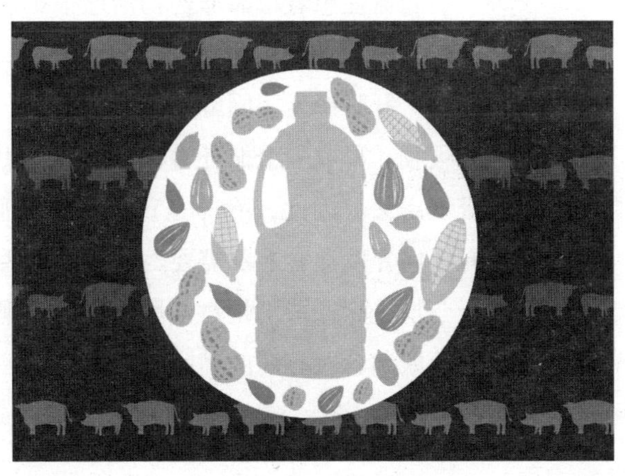

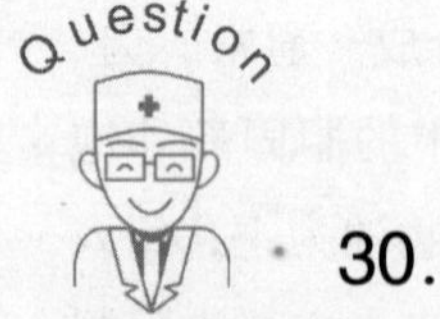

30. 高脂血症患者一定要吃药吗？

高脂血症患者单靠非药物治疗很难达到降脂目的，人体内 80% 的胆固醇来自肝脏，20% 来自食物。肝脏产生胆固醇后排到肠道里，然后再次被吸收，形成一个循环过程，这部分胆固醇大多排不出去。因此，除非是仅有轻微血脂升高，没有任何并发症，才不需要药物治疗，否则都要进行药物治疗，特别是对于那些已经出现动脉硬化、糖尿病、冠心病的高脂血症患者，一定要进行药物治疗。

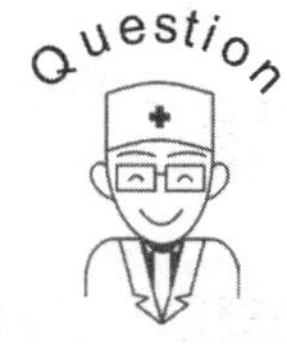

31. 中医治疗血脂异常有哪些优势？

中医治疗血脂异常与西医相比，优势如下。

◎辨证论治，实行个体化医疗。

◎安全性相对较高，中药制剂的副作用相对较小。

◎治疗手段丰富，包括中成药治疗、中药汤剂治疗、针灸治疗及多种辅助外治法，具有很大的发展空间。

◎“治未病”，未病先防，从体质调节入手治疗血脂异常。

32. 如何针对不同证型的高脂血症进行中成药调理

中医学认为，高脂血症主要由于饮食不节，过食肥甘厚味，加之脾失健运，肝失疏泄，水聚痰饮，痰浊不化，痰瘀结聚，变生脂膏。老年肾虚，五脏衰减，易发为本病。本病本虚标实，涉及肝、脾、肾三脏，应以健脾化湿、行气化痰、活血祛瘀、补益肝肾为治疗原则。中医将高脂血症分为湿热蕴结、痰湿内阻、痰瘀结滞、脾虚湿盛、肝肾阴虚、脾肾阳虚等6个证型。应先确定高脂血症的类型及证候，再确定治法、用药。

（1）湿热蕴结证型

主要表现为头晕，口干口苦，肥胖，疲乏，

烦热，便干尿赤；舌红，苔黄腻，脉弦滑。宜选用桑葛降脂丸，每次4g，每日3次，30天为1个疗程。该药妊娠妇女禁用，脾虚便溏者慎用；如与其他药物同时使用，应咨询医师或药师。

（2）痰湿内阻证型

主要表现为胸脘满闷，胃纳呆滞，头晕身重，大便不畅；舌苔白腻，脉濡滑。宜选用：①脂可清胶囊，每次2或3粒，每日3次，温开水送服，30天为1个疗程。该药体弱者及妊娠妇女禁用；服药后如大便次数增加，可减量或停药，待症状缓解后再继续用药。②血脂灵片，每次4或5片，每日3次；血脂灵胶囊，每次4或5粒，每日3次。③月见草油乳，每次10mL，每日3次；月见草胶丸，每次5或6粒，每日2次。个别患者用该药初期可有恶心、便稀等不良反应，继续用药多可缓解；对本品过敏者、出血性疾病患者和妊娠妇女禁用。

（3）痰瘀结滞证型

主要表现为头晕身重，胸胁胀闷，肢体麻木，口干纳呆，大便不爽；舌质暗红或紫暗，有瘀斑，脉弦滑或细涩。宜选用：①山庄降脂片，每次4片，每日3次；山庄降脂颗粒，每次1袋，每日3次，开水冲服。②通脉降脂片，每次4片，每日3次；通脉降脂胶囊，每次2~4粒，每日3次。

（4）脾虚湿盛证型

主要表现为倦怠乏力，腹胀纳呆，头晕身重，大便溏薄；舌质淡胖，边有齿痕，脉濡缓。宜选用：①健脾降脂颗粒，每次10g，每日3次，20天为1个疗程。②脂必妥片，每次3片，每日2次，饭后服用；脂必妥胶囊，每次2粒，每日2次，饭后服用。该药妊娠妇女及哺乳期妇女禁用。③绞股蓝总苷片，每次2或3片（分散片每次1片），每日3次；绞股蓝总苷胶囊，每次1粒，每日3次，或遵医嘱。对本品过敏者禁用，过敏体质者慎用。伴有其他严重慢性疾病，或在治疗期间罹患其他疾病，应去医院就诊，在医师指导下服药。

（5）肝肾阴虚证型

主要表现为腰膝酸软，口燥咽干，头晕耳鸣，右胁隐痛，手足心热；舌质红，少苔，脉弦细。宜选用：①降脂灵颗粒，每次3g，每日3次；降脂灵片，每次5片，每日3次；降脂灵胶囊，每次5粒，每日3次。该药用于脂肪肝、高脂血症及冠心病的辅助治疗。脾虚、腹泻者慎用。②玉金方胶囊，每次2粒，每日3次，饭前服用；玉金方片，每次2片，每日3次，饭前服用。服用该药偶见全身发痒、胸闷、乏力、皮疹、心悸等现象；个别患者服用初期有咽干、轻度腹泻，一般不影响继续服用；对本品过敏者禁用；如与其他药物同时使用，应咨询医师或药师。③制何首乌颗粒，每次14g，每日2次。

（6）脾肾阳虚证型

主要表现为腰膝酸软，畏寒肢冷，脘痞腹胀，夜尿频多，大便不实；舌质淡，苔薄白，脉沉迟。宜选用丹田降脂丸，每次1或2g，每日2次。服用后可有腹泻及肠鸣、腹痛、便溏、消化不良、大便次数增多等不良反应。对本品过敏者禁用，过敏体质者慎用；感冒患者不宜服用；服药2周症状无改善或症状加重，或出现新的严重症状，应立即停药去医院就诊；使用本品前若正在使用其他药品，应咨询医师或药师；小儿、妊娠妇女及糖尿病患者，应在医师指导下服用；服药期间忌辛辣食物。

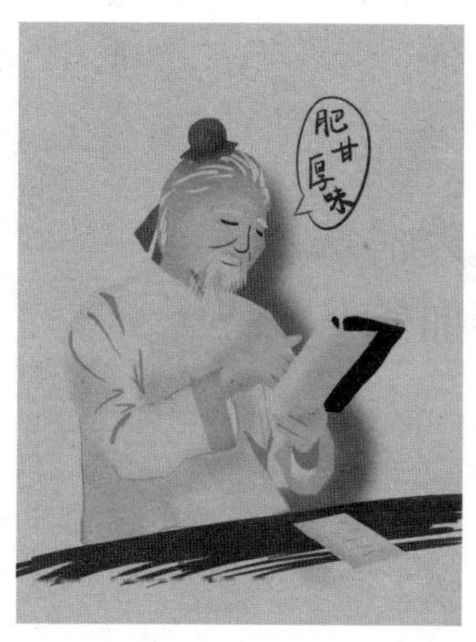

33. 中医有哪些外治法可以协同降血脂？

艾灸：艾灸具有调脂、抗氧化、抗炎作用，可保护血管内皮，防治动脉粥样硬化。悬灸神阙和双侧足三里穴可降低患者总胆固醇、低密度脂蛋白胆固醇、甘油三酯、空腹血糖水平，故悬灸不仅能改善血脂代谢，同时还可调节糖代谢。温和灸对脂代谢有明显调节作用，还具有抗氧化、保护血管内皮和调节血管舒缩功能的作用。

针刺：针刺内关、足三里、三阴交、丰隆、中脘、梁丘、天枢等穴位对调节血脂有良性辅助作用。电针丰隆穴对高脂血症有早期干预作用，对高脂血症患者的血脂水平具有良性调节作用，同时可增强机体抗氧化能力。

推拿：摩全腹法、大鱼际环揉全腹法、拿揉腹直肌法、三指揉丹田法、环揉带脉法、食指点穴法等推拿手法对治疗原发性高脂血症有良性辅助作用。

埋线：选择足三里、三阴交、丰隆、内关、脾俞和胃俞等穴位行埋线治疗对调节血脂有较显著疗效。取足三里、中脘可健脾祛湿止痰，消除体内停聚的脂膏及痰浊，使气血运行通畅，在降低血清总胆固醇、甘油三酯和低密度脂蛋白胆固醇水平的同时，可升高血清高密度脂蛋白胆固醇水平。

耳穴贴压＋食疗：能降低稍微升高的血脂水平，以及血脂异常危险分层属低危患者的血浆胆固醇、甘油三酯及低密度脂蛋白水平。

导引术：长期有规律地进行传统导引术的锻炼（如易筋经）可降低高脂血症患者的血脂水平，预防血管动脉粥样硬化，降低冠心病等心脑血管疾病的发生率。

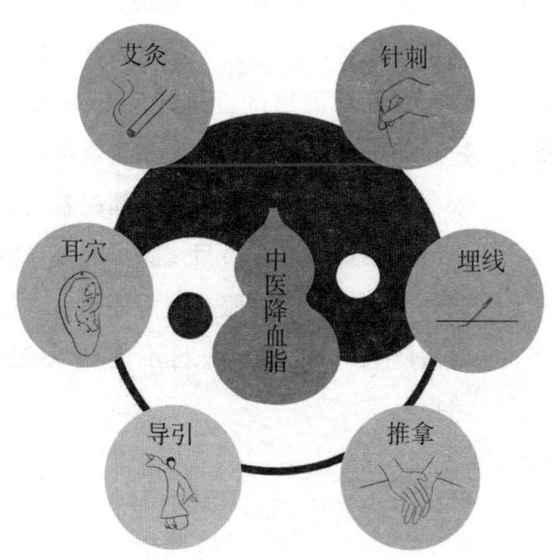

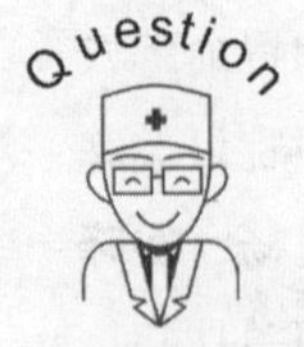

34. 洗肠可以减肥降血脂吗

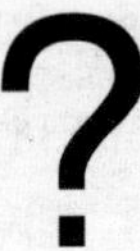

洗肠作为一种医疗手段，用于细菌性痢疾、老年性便秘、肠粘连、肠扭转等消化道疾病的治疗，并没有可靠的证据表明其对减肥降血脂有效。而且正常人的肠道充满正常菌群，它们相互依存、相互制约，形成对人体起着天然防护屏障作用的稳态环境，盲目洗肠可能会导致肠道正常菌群失调，引起腹胀、腹泻等不适。包治百病的虚假广告不能信，洗肠不能代替规范的药物治疗。

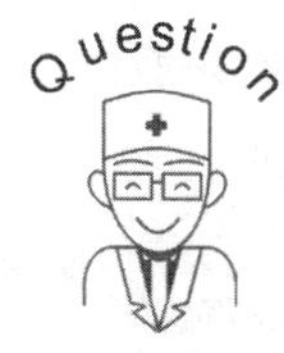

35. 有哪些常用中草药可以降血脂？

（1）补气健脾类

黄芪：黄芪味甘，性微温，归脾、肺经，具有补气健脾、升阳举陷、益卫固表等功效。黄芪为补中气之要药，对气虚、脾气不升等引起的痰湿内阻证疗效确切。现代研究表明黄芪能加速胆固醇在体内循环中的代谢，从而发挥降血脂作用。

甘草：甘草味甘，性平，善入中焦，具有补脾益气、健脾利湿之功效。甘草是一味极其常见的中药。甘草中所含有的黄酮类成分可以作为自由基清除剂，起到降低血脂的作用。同时，其所含有的甘草酸也是调节血脂的主要活性成分。

白术：白术味甘、苦，性温，归脾、胃经，善益气健脾、燥湿利水，被誉为“补气健脾第一要药”。《本草通玄》云：“土旺则能胜湿，故痰饮者，皆赖之也。”因此，白术对治疗脾气不足、痰湿内停有确切的疗效。现代研究证明白术中的提取物能促进外周胆固醇在肝脏中的逆向分解，催化高密度脂蛋白的生成。

（2） 滋补肝肾类

何首乌：何首乌是一种历史悠久且常用的滋补中药，其味甘、苦、涩，性微温，归肝、肾经，善补肝肾。甘味有补益、缓急的作用。由于高脂血症的发病基础为本虚，即肝脾肾不足，故使用甘味药切合病机。其次，苦味能泄、能燥，有泄热、燥湿、坚阴的作用。痰（湿）热清，则血脉通畅。现代研究表明何首乌中的二苯乙烯苷、蒽醌、磷脂 3 种成分能够起到降血脂、抗动脉硬化、抗自由基、增强机体免疫力等功效。所以，何首乌能够减少外源性脂质的吸收，降低胆固醇在人体的沉积。

枸杞子：枸杞子味甘，性平，归肝、肾经，具有滋补肝肾之功效。肝主疏泄。肝的疏泄功能正常，能帮助胆汁分泌，进而促进脾胃消化，使痰浊不生于内，降低高脂血症的患病概率。肾主水，是调节水液代谢的主要脏器。肾的调节功能依赖于肾阴、肾阳的相互作用。肾气调控着脏腑功能的活动。肾气充盛才能脉道通利，津液才能输布至身体各部。现代研究证明，枸杞子中含有的枸杞多糖通过抑制小肠对胆固醇的吸收，同时调节低密度脂蛋白、高密度脂蛋白，从而对治疗高脂血症起到较好的疗效。

（3） 活血化瘀类

川芎：川芎味辛，性温、香燥，上行头目，下调经水，中开郁结，又为血中之气药，对气滞、血瘀所导致的高脂血症具有显著的疗效。

姜黄：姜黄味辛、苦，性温，归肝、胆、心经，具有活血止痛、清利肝胆湿热之功效。现代研究表明，姜黄中起到降血脂作用的有效成分为姜黄素。姜黄素能显著提高高密度脂蛋白水平，促进脂肪的分解代谢，还有抗氧化、清除自由基等作用。

丹参：丹参味苦，性微寒，归心、肝经，功擅活血祛瘀，其所含的主要水溶性成分——丹参素，在治疗高脂血症的过程中发挥了巨大作用。现代实验研究证明，丹参素可以减少脂肪酸和内源性胆固醇在体内的合成，加速脂肪酸的氧化分解，进而在降血脂方面取得一定的效果。

第四部分

高脂血症的预防、康复与调养

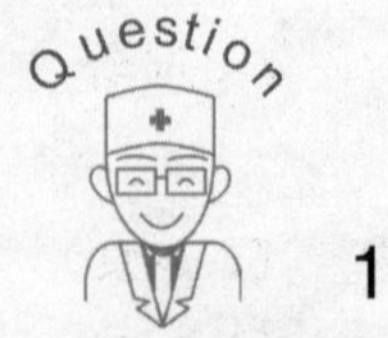

1. 高脂血症可以预防吗？

高脂血症是可以预防的。预防高脂血症分为定期检查血脂及调整生活方式两方面。

（1）定期检查血脂

◎有冠心病、糖尿病及原发性高脂血症家族史者应每年定期做血脂、血糖、肝功能等的全面检查。

◎40 岁以上的男性、绝经后的女性应每年定期做血脂全面检查。

◎为能够早期和及时地发现高脂血症，所有 20 岁以上的成年人，应该定期检查血浆总胆固醇水平。所有的胰腺炎患者，均应测定血浆甘油三酯水平。

（2）调整生活方式

◎肥胖者要控制饮食，控制摄入量，增加消耗，使体重逐渐恢复到正常体重。

◎饮食要以低脂、低胆固醇、适量蛋白质的食物为宜，少食动物内脏及一些含胆固醇高的食物。减少食入肥肉、黄油、鸡蛋，增加瘦肉、鱼，能使人的血清胆固醇平均含量明显降低。

◎多吃新鲜绿色蔬菜和水果及含碘丰富的食物（如海带、紫菜等），可防止动脉硬化的发生、发展。

◎多吃含纤维素高的蔬菜（如芹菜、韭菜等），少吃盐和糖。

◎每餐饮食要适当，不宜暴饮暴食，忌烟、酒。

◎体育锻炼对防治高脂血症有相当大的作用。

◎对于继发性高脂血症、顽固而严重的高脂血症，应及时就医，积极治疗。

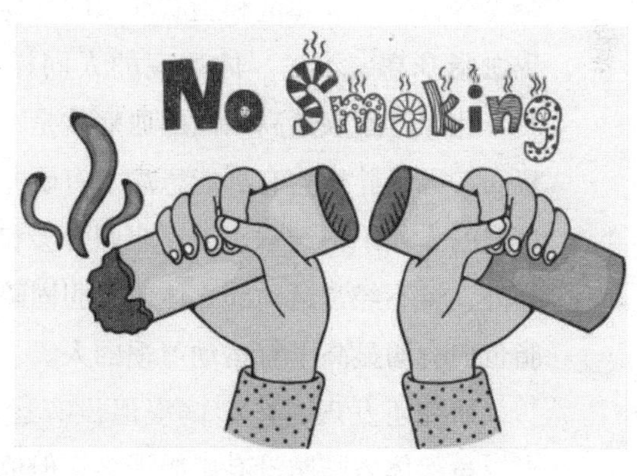

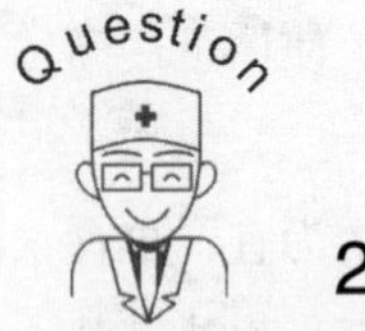

2. 体型偏瘦的人会得高脂血症吗？

高脂血症的病因多种多样，体型肥胖者往往进食比较多，尤其是进食动物脂肪、动物内脏、蛋类等含胆固醇和饱和脂肪酸多的食物后容易导致血脂升高。不过，体型瘦的人同样会有高血脂。比如，家族性高胆固醇血症就是一种遗传性疾病，无论胖瘦均有可能患病。有研究显示，体型瘦的人如果不经常运动，胆固醇会和肥胖者一样高，且不经常运动的人体内总胆固醇和低密度脂蛋白会明显高于有运动习惯的人。

研究还发现，体型偏瘦但没有运动习惯的人，虽然体内脂肪没有肥胖者多，但他们得冠心病等疾病的风险与胖人无异。因为冠心病与脂肪的相关性较小，而与血液中胆固醇及低密度脂蛋白的含量密切相关。体型较瘦的人患高脂血症的特点大多是低密度脂蛋白胆固醇升高，而高密度脂蛋白胆固醇大都低于正常水平，所以这类患者更容易患冠心病。

因此，体型偏瘦的人也应注意调节血脂，千万不要以为高脂血症是胖人的“专利”而掉以轻心。尤其对于那些患有高血压、糖尿病、冠心病等慢性病患者来说，定期检查血脂非常必要，一旦发现血脂偏高尤其是低密度脂蛋白胆固醇较高时要及时治疗。

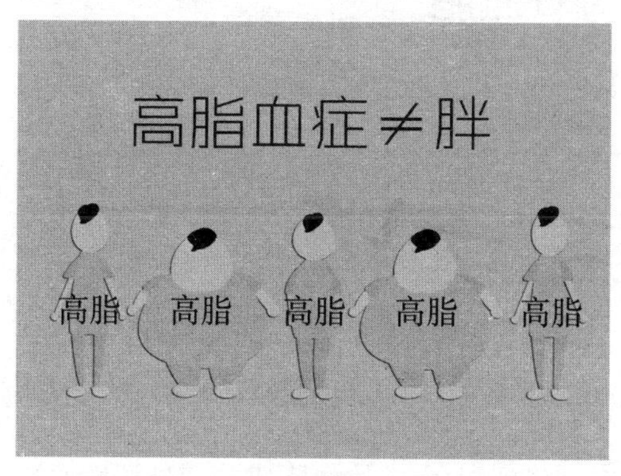

Question

3.

为什么控制饮食有利于调节血脂?

人体内血脂的来源分为内源性和外源性。

内源性血脂是指在人体的肝脏、脂肪等组织细胞中合成的血脂成分;外源性血脂是指由食物摄入的血脂成分。外源性血脂大多是人体从摄取的食物中吸收而来的。食物在经过胃肠道的消化和吸收后脂类物质进入血液,从而成为血脂。正常情况下,外源性血脂和内源性血脂相互制约,二者此消彼长,共同维持着人体的血脂代谢平衡。当人体从食物中摄取了脂类物质后,肠道对于脂肪的吸收量便会随之增加,此时血脂水平就会有所升高。由于外源性血脂水平升高,肝脏内的脂肪合成便会受到一定的抑制,从而使内源性血脂分泌量减少。相反，如若在进食中减少对外源性脂肪的摄取，那么人体内源性血脂的合成速度便会加快，从而可以避免血脂水平偏低，这样能使人体的血脂水平始终维持在相对平衡、稳定的状态。若是长期摄入高脂肪、高热量饮食，外源性血脂水平持续升高，则会打破血脂水平的平衡、稳定，使血脂升高。因此控制饮食的结构，减少上述饮食的摄入，可使血脂下降。

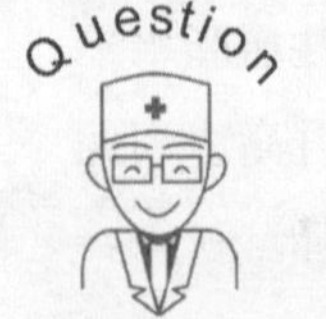

4. 高脂血症患者应养成什么样的饮食习惯

◎减少脂肪的摄入量。此项是控制热量的基础。可多摄入含有较多不饱和脂肪酸的海洋产品，如三文鱼、贝类等；减少摄入含饱和脂肪酸多的食物，如猪油、肥猪肉、黄油等。长期控制饱和脂肪酸的摄入，可以降低甘油三酯，减少胆固醇的合成和吸收。可选择炖、氽、蒸、煮、熬等烹饪方法，还可使用葵花籽油、玉米油及大豆油等植物油，做到少盐、少油饮食，日用油10～15mL，日用盐少于6g。

◎胆固醇的摄入量应减少。鱿鱼、鱼子、蛋黄、动物内脏等少吃，甚至不吃。

◎保证蛋白质的摄入量。多进食植物蛋白

质，少进食动物蛋白质。

◎控制碳水化合物的摄入。粗粮及谷类可以多食，糖和甜食尽量减少。

◎富含纤维素、无机盐和维生素的食物应多吃，例如蔬菜和水果等。

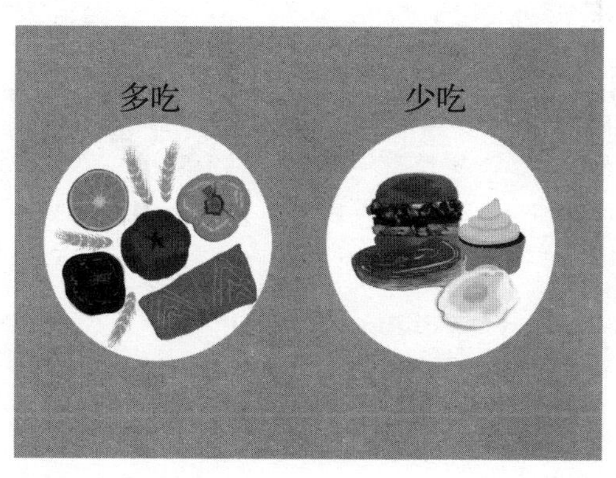

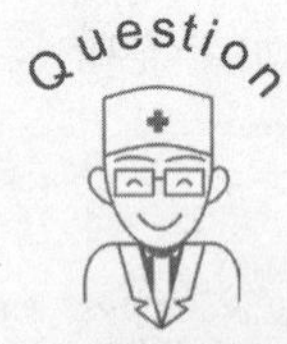

5. 常见的富含胆固醇的食物有哪些？

动物的脑中含胆固醇最高，其次是禽蛋黄，下列食物后括号内是每100g该食物中含有的胆固醇毫克数：猪脑（3100mg）、牛脑（2670mg）、羊脑（2099mg）、咸鸭蛋黄（2110mg）、鸡蛋黄（1705mg）、鹌鹑蛋黄（1674mg）、松花蛋黄（1132mg）。动物的内脏含胆固醇也较多，如猪肝、猪肾、猪肺、鸡肝、鸭肝等。

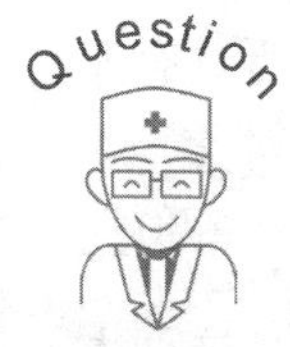

6. 高脂血症患者能吃鸡蛋黄吗？

鸡蛋黄里面的脂肪是以单不饱和脂肪酸为主的，里面富含油酸，有助于预防心脏病，但同时，鸡蛋黄里的胆固醇含量较高，因此高脂血症患者能不能吃鸡蛋黄还要根据具体情况而定。

◎单项甘油三酯高：如果血液检查发现血液成分中只是甘油三酯高，而胆固醇不高，那么一天吃 1 个鸡蛋黄是没有问题的。

◎胆固醇含量稍高：如果血液检查发现血中胆固醇含量高得不是很厉害，大概在 6～8mmol/L，那么一天吃半个鸡蛋黄也是可以的。

◎胆固醇含量特别高：如果血里胆固醇含量特别高，在 8mmol/L 以上，那么就不要吃鸡蛋黄了。如果特别想吃鸡蛋黄，那就需要减少肉制品的摄入，只吃点豆制品、鱼肉和半个鸡蛋黄，使全天的胆固醇摄入在 200mg 左右，这样也是比较合理的。

鸡蛋富含营养，对普通成年人来说，一天吃 1 个鸡蛋具有非常好的健康效益。儿童青少年身体成长发育需要的能量较多，一天吃 2 个鸡蛋都是可以的。母亲在怀孕和哺乳的过程中，可以一天吃 2 ~4 个鸡蛋。有些家庭会给产妇一天吃 10 个鸡蛋，这就太多了，会摄入大量胆固醇，加重机体的代谢负担。

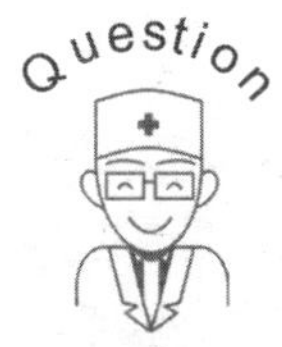

7. 高脂血症患者应如何选择食用油？

高脂血症患者烹饪时应该选择富含不饱和脂肪酸的食用油。猪油、牛油、椰子油等饱和脂肪酸含量高的食用油会使血胆固醇水平增高，因此应减少摄入。不饱和脂肪酸分为单不饱和脂肪酸和多不饱和脂肪酸。花生油、橄榄油和菜籽油中单不饱和脂肪酸含量较高，改善血清胆固醇水平的作用并不明显。而大豆油、玉米油、芝麻油、葵花籽油中富含多不饱和脂肪酸，有降低低密度脂蛋白胆固醇的作用，因此更适合高脂血症患者食用。同时建议每周换 2 ~3 种不同的食用油烹饪，以保证营养均衡。

Question

8. 喝茶能调节血脂吗？高脂血症患者适合喝什么茶？

研究表明，茶叶中的茶色素、茶多酚、维生素等对于降低血脂能起到一定的作用。茶色素可以降低低密度脂蛋白胆固醇、升高高密度脂蛋白胆固醇。茶多酚一方面可以溶解脂肪，对脂肪的代谢起着重要的作用；另一方面，茶多酚能够阻止食物中不饱和脂肪酸的氧化，减少胆固醇在血管内壁的沉积，起到抗动脉粥样硬化的作用。茶叶中含有多种维生素，如维生素 B、维生素 C、维生素 P 等，具有改善微血管功能和促进胆固醇排泄的作用，平时通过饮茶摄取一定量的维生素，也可起到防止胆固醇升高的作用。总之，喝茶对于降低血脂能起到一定的作用。

辅助降血脂的茶以乌龙茶、绿茶、普洱茶为佳。要注意根据体质或疾病之寒热来选用：红茶适合于寒凉性体质或寒性疾病者（虚寒、内寒）；湿热者（虚热、内火、炎症性病变患者）宜饮绿茶，消食、解腻时也较宜饮用绿茶；高脂血症、脂肪肝和肥胖病而痰湿较重者则宜选用乌龙茶。此外，有溃疡病者切忌过量饮茶或饮浓茶，因茶能增加胃酸分泌；有快速心律失常或频发早搏者切忌饮浓茶，以免加重心律失常。

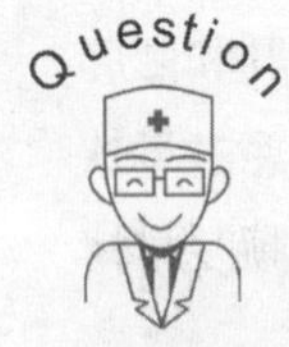

9\.

中药方中有哪些茶剂可帮助调节血脂

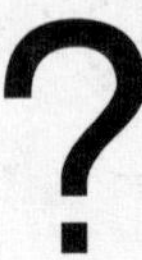

三宝茶（《养生治病茶疗方》）：普洱茶、菊花、罗汉果各等分（或各 6g），共制成粗末，分装，每袋 20g。每日 1 次，沸水冲泡服。

柿叶山楂茶（《食疗本草学》）：柿叶 10g，山楂 12g，茶叶 3g。以沸水浸泡 15 分钟后饮服。

花生草茶（《偏方大全》）：花生全草（整株干品）50g。切成小段，洗干净，加水煎汤饮服。

决明茶（《中国药茶》）：决明子 30g。水煎分 2 次服。

首乌茶（《中国药茶》）：制何首乌 20～30g，桑寄生 20g，制黄精 10g，炙甘草 6g。水煎，频饮。

荷叶茶（《中国药茶》）：荷叶 15g。水煎，频饮。

山楂茶（《中国药茶》）：山楂 60g，何首乌 30g。水煎，频饮。或用山楂 60g，生麦芽 30g。水煎，频饮。

绞股蓝茶（人民健康网）：绞股蓝 30～50g。加水 1000g，煎 15 分钟，取汁即可，分多次代茶饮用。或取绞股蓝 15g，冲茶至味淡。

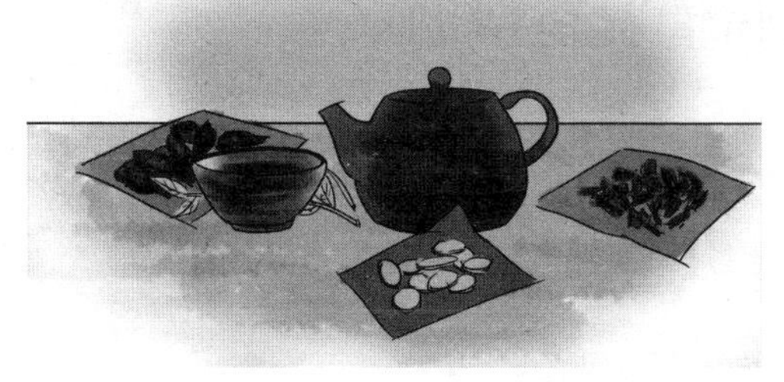

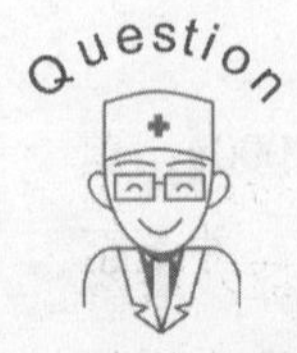

10. 常饮哪些汤对高脂血症患者改善血脂情况有帮助？

金针菇灵芝瘦肉汤：灵芝 6g，金针菇 100g，黄豆芽 150g，瘦肉 200g 克，姜片、油、精盐适量。锅中放少量油，放姜片炝锅，放入金针菇、黄豆芽、瘦肉略炒，盛出待用。灵芝放入锅中，加 5 ~8 碗清水煮沸，放入炒好的材料，慢火煮约 1 小时，加盐调味即可。

海带木耳肉汤：取海带、木耳各 15g，瘦肉 60g，味精、精盐、淀粉适量。海带、木耳切丝，瘦肉切成丝或薄片，用淀粉拌好，与海带丝、木耳丝同入锅，煮沸，加入味精和淀粉，搅匀即成。

百合芦笋汤：百合 50g，芦笋罐头 250g，黄酒、味精、精盐和素汤适量。先将百合发好洗净，锅中加入素汤，将发好的百合放入汤锅内，加热几分钟，加黄酒、精盐、味精调味，倒入盛有芦笋的碗中即成。

山楂鲤鱼汤：约500g的鲤鱼一条，山楂片25g，面粉150g，黄酒、葱段、姜片、精盐、白糖各适量，鸡蛋1个。先将鲤鱼洗净切块，加入黄酒、精盐浸泡15分钟。在适量面粉中加入清水和白糖适量，打入鸡蛋搅成糊，将鱼块放入糊中浸透，取出后粘上干面粉，放入爆过姜片的油中炸3分钟捞起，再将山楂片放入少量水中，上火煮透，加入干面粉少量，制成芡汁，倒入炸好的鱼块煮15分钟，加入葱段、味精即成。

山楂首乌汤：山楂、何首乌各15g，白糖60g。先将山楂、何首乌洗净、切碎，一同入锅，加水适量，浸泡2小时，再熬煮约1小时，去渣取汤，日服1剂，分2次温服。

山楂银花汤：取山楂30g，金银花6g，白糖20g。先将山楂、金银花放在锅内，用文火炒热，加入白糖，改用小火炒成糖饯，用开水冲泡。

紫菜黄瓜汤：取紫菜适量，黄瓜100g，精盐、味精、酱油、香油适量。紫菜水发后切段入锅，加水煮沸后再放入精盐、酱油、生姜末、黄瓜片，煮沸，最后加入味精和香油即可食用。

海带决明子汤：决明子20g、海带30g，加水熬煮40分钟，吃海带、饮汤。

此外，煲汤时少用猪骨头，用鸡肉煲汤前先去皮、去油，饮汤前先撇油，都可减少油脂的摄入。

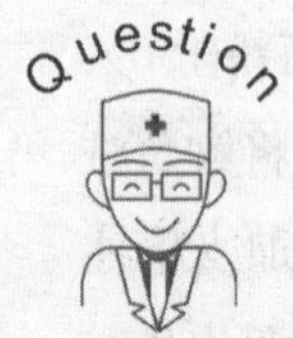

11. 有降血脂作用的药膳材料有哪些？

合理膳食是高脂血症最重要的治疗方法之一，选用药食两用的食物制成药膳经常服用，有利于降血脂。

（1）牛蒡制品

《本草纲目》记载："牛蒡性温，味甘，无毒，通十二经脉，除五脏恶气，久服轻身耐老。"牛蒡茶含丰富的膳食纤维，可以减缓食品释放出的能量，从而减弱脂肪在体内的聚集，加快脂肪酸的分解，它不仅可以降低胆固醇，促进心脏健康，而且可以通便，快速消除体内堆积的有害代谢物。

（2）红曲制品

《本草纲目》记载："（红曲）此乃人窥造化之巧者也……奇药也。"许多古代中药典籍中亦有该品活血化瘀、健脾消食等功效的记载。

（3）山楂制品

《本草通玄》记载："山楂，味和中，消油垢之积。"山楂富含三萜类烯酸和黄酮类等有益成分，可降低血清胆固醇、血压。

（4）荷花、荷叶

莲花作为一种药食同源的食品，含有丰富的营养成分，具有降血糖、降血脂、抗氧化、抗衰老、增强免疫功能等多种生理活性。荷叶味苦，性寒，具有清热解毒、升发清阳、散瘀止血的功效。现代科学研究发现，荷叶生物碱是荷叶药理活性的主要成分，具有减肥降脂、抗动脉粥样硬化、抑菌、抗病毒、抗氧化、抗衰老等功效。

（5）决明子制品

决明子味苦、甘、咸，性微寒，入肝、肾、大肠经，具有清热平肝、降脂降压、润肠通便、明目益睛等功效。

（6）何首乌制品

何首乌味苦、涩，性温，归肝、心、肾经，具有补肝肾、益精血、乌须发、强筋骨、润肠通便、解毒、养心安神、祛风湿等功效。现代研究表明，何首乌主要含有蒽醌、二苯乙烯苷、磷脂等成分，具有降血脂、抗动脉粥样硬化作用，能显著降低血清总胆固醇和甘油三酯。

（7）普洱茶

《本草纲目拾遗》记载：“（普洱茶）味苦性刻，解油腻、牛羊毒，虚人禁用。苦涩，逐痰下气，刮肠通泄。”普洱茶除了饮用之外，还可以用来入菜，可以去油腻、清肠胃，因此普洱茶大都是用来烹调肉类的。

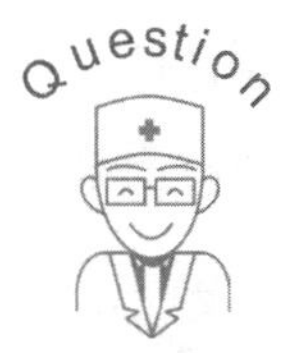

12. 运动可以降低血脂水平吗?

运动疗法可有效改善血脂水平。运动能改善生活方式，消除血脂异常的外因，纠正血脂代谢紊乱，直接改善血脂水平，降低冠心病及脑卒中发生的概率，提高生存机会和生活质量。适度的中等强度有氧运动可以促进能量消耗，增加脂肪的燃烧，减少机体过剩的脂肪，降低血液中胆固醇、甘油三酯、低密度脂蛋白胆固醇水平，升高高密度脂蛋白胆固醇水平。因此，高脂血症患者加强运动锻炼是积极的防治措施，能让人体脂质朝着健康的方向发展。

一般来说，健康人、患有高脂血症而无其他合并症者应保持中等强度、长期周期性的运动。

适宜的运动频率为每周 3 ~ 5 次，每次持续 40 ~ 60 分钟，持续 3 个月以上，才会有比较显著的降血脂效果。对合并有轻度高血压、肥胖、糖尿病和无症状性冠心病等疾病的患者应自行掌握，以锻炼时不发生明显身体不适为原则。而对于伴有重度高血压、心脏病、糖尿病，以及严重肝肾功能不全者则应禁止运动，待上述疾病明显改善再考虑适量运动。

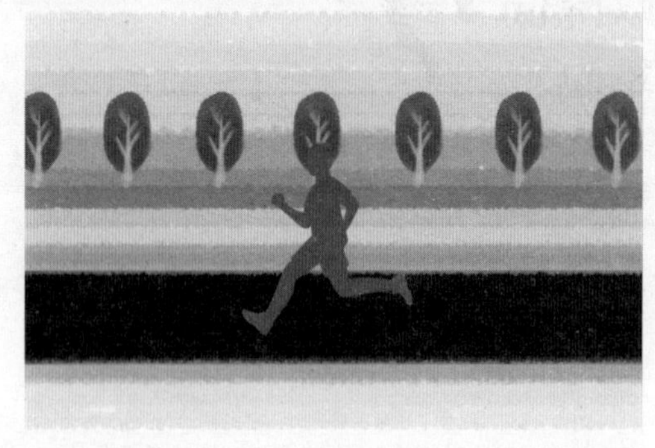

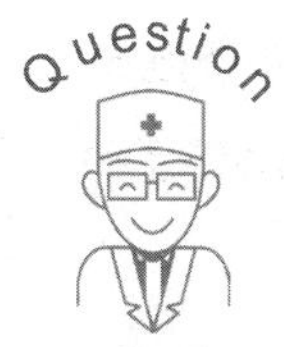

13.

高脂血症患者应如何运动？

（1）掌握适当运动量

对于体质较强的中青年人，可以安排每周运动3次或隔日1次，每次持续40～60分钟。对于体质虚弱的老年患者来说，可以每周运动4～5次，每次持续20～30分钟。在运动开始之前，应先进行5～10分钟的预备活动。运动后的心率一般要控制在个人最大心率的60%～70%，40～50岁的患者运动后的心率应控制在130～140次/分，60岁以上的患者运动后的心率应控制在120次/分以内。

（2） 选择最佳的运动方式

可循序渐进地进行有氧运动。有氧运动能降低低密度脂蛋白含量，升高高密度脂蛋白含量，有利于预防动脉粥样硬化的发生和发展。有氧运动包括散步、慢跑、游泳、跳绳、做健身操、打太极拳、骑自行车等。

（3） 选择最佳的运动时间

研究表明，最合适的运动时间为上午 10 点左右、下午 3 点左右，以及吃过晚饭的两个小时以后。

（4） 选择适宜的运动场地

高脂血症患者在运动时最好选择有树木、绿地或靠近水边的地方，这些地方空气清新，负氧离子多，有益于身心健康，是运动锻炼的最好场所。

对于血液黏度较高的高脂血症患者，应在医生指导下用药物把血脂、血液黏度降下来之后，循序渐进地进行有氧运动。

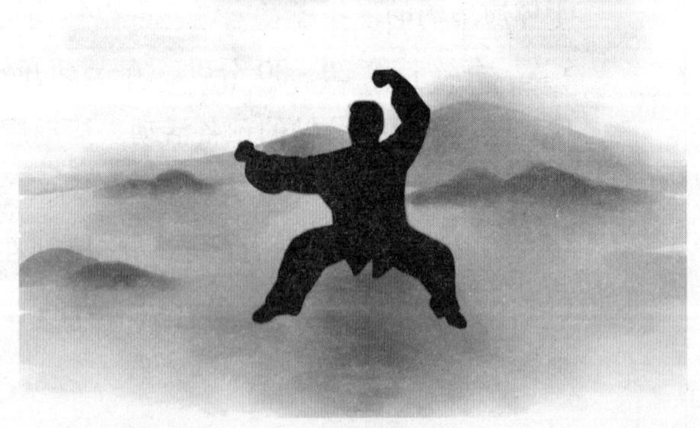

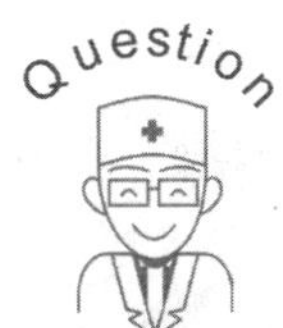

14.

练太极拳、八段锦和养生操对高脂血症有好处吗

太极拳、八段锦和养生操等传统体育养生方法能够调心、调息、调形，改善气血运行，调节脏腑功能，属于低强度有氧运动。目前，有氧运动已被公认为预防高脂血症的有效手段。研究表明，太极拳、八段锦和养生操可以降低低密度脂蛋白、甘油三酯、总胆固醇水平，升高高密度脂蛋白水平，其效果优于单纯散步，可以有效改善中老年人血脂状况，预防冠心病的发生，是适合中老年人的有氧运动健身方式。

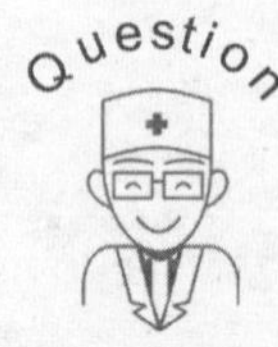

15. 针灸对治疗高脂血症有帮助吗？

针灸可以帮助治疗高脂血症。针灸治疗高脂血症虽然不及药物治疗见效快，但它避开了长期服药可能产生的不良反应及毒副作用，因此可作为治疗高脂血症的长期疗法。针灸治疗主要包括毫针刺法、灸法、电针法等。

治则：虚则补之，实则泻之。以健脾化湿、化痰行气为主。

取穴：以任脉、足阳明、足太阴经穴为主。

主穴：中脘、天枢、足三里、阴陵泉、丰隆、支沟。

配穴：痰浊阻滞型，加下脘、胃俞以化痰降浊；脾虚湿盛型，加脾俞、三阴交以健脾利湿；

气滞血瘀型，加合谷、太冲、膈俞、肝俞行气活血；脾肾阳虚型，加气海、关元、脾俞、肾俞以益肾培元；伴胸闷者，加膻中以宽胸理气；伴头晕者，加百会、上星以升阳定眩；痰浊郁久化热者，加内庭、曲池清泻热痰。

刺灸法：膈俞、肝俞、脾俞、胃俞、肾俞等穴不可直刺、深刺，以免误伤内脏；气海、关元可加温针灸以加强温阳益气之力；其他穴位采用常规针刺手法得气。

其他疗法：①电针：取天枢、足三里、丰隆、阴陵泉，每次选用2组穴位交替，采用疏密波，每次20分钟，隔日一次。②艾灸：取气海、关元、神阙、足三里，可选用艾炷灸、艾条悬灸或温针灸。③穴位埋线：取中脘、下脘、气海、关元、天枢、大横、足三里，每两周一次。

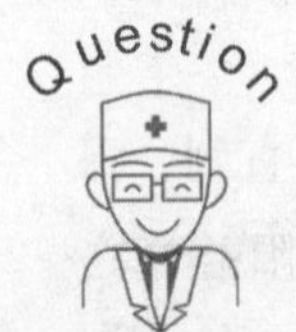

16. 推拿理疗可以调节血脂吗？

推拿理疗可以辅助调节血脂。中医认为，推拿可以调理脏腑，促进人体精微物质的输布。研究表明，推拿理疗能够有效降低血清总胆固醇、甘油三酯、低密度脂蛋白的含量，提高高密度脂蛋白的含量，具有与药物治疗相似的疗效且无不良反应。

（1）推拿

摩腹：把手掌放在肚子上，顺时针、逆时针各摩动 36 次。

两指按揉法：取上脘、建里、膻中、关元、天枢、气海、血海，用食指和中指按揉，每穴各

2 分钟。

拇指点按法：取足三里、三阴交，用拇指点按，每穴各 2 分钟。

推法：用双手掌推背部，从脖子根部一直推到臀根处，推 5 ~7 次。

（2）拔罐

取穴：中脘。

用止血钳或镊子等夹住 95% 的酒精棉球，一手握住罐体，罐口朝下，点燃酒精棉球，伸入罐内旋转一圈立即退出，再迅速将罐扣在中脘穴上，5 ~10 分钟后起罐。

（3）刮痧

取穴：脾俞、胃俞、肾俞、中脘、关元和丰隆等。

涂上凡士林油等刮痧介质后，先平刮背部脾俞、胃俞和肾俞，然后斜刮丰隆，以刮出痧点为度；腹部关元和中脘采用拇指揉按法，亦可加点按片刻以增加疗效。

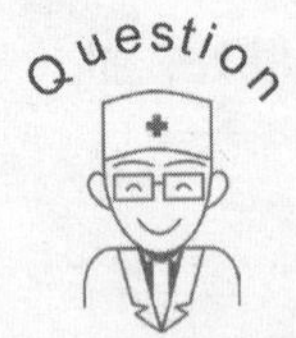

17. 耳穴压豆可以调节血脂吗？

耳穴压豆可以辅助调节血脂。耳穴压豆疗法是通过在耳郭穴位上贴压各种药豆，使局部产生酸、麻、胀、痛等刺激的反应，以调节人体阴阳，从而达到防治疾病的一种疗法。

取穴：神门、脾、胃、肝、肾、胆、内分泌、三焦，每次选取3～4穴。

操作方法：先在耳郭局部消毒，将材料黏附在0.5cm×0.5cm大小的胶布中央，然后贴敷于耳穴上，并给予适当按压，使耳郭有发热、胀痛感（即得气）。一般每次贴压一侧耳穴，两耳轮流，3天1换，也可两耳同时贴压。在耳穴贴压期间，应每日自行按压数次，每次每穴 1~2 分钟。

注意事项：使用此法时，应防止胶布潮湿或污染；耳郭局部有炎症、冻疮时不宜贴压；对胶布过敏者，可缩短贴压时间并加压肾上腺、风溪穴；按压时，切勿揉搓，以免搓破皮肤，造成感染。临床应用中，也可根据病情需要选用一些药液浸泡王不留行或其他压耳的药豆，以起到压耳与药物共同治疗的作用。

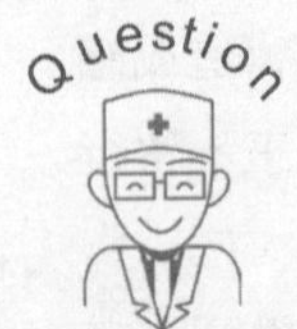

18. 高脂血症患者要戒烟吗？

高脂血症患者一定要戒烟。研究表明，吸烟会引起或加重血脂异常。吸烟者，特别是每日吸烟超过 20 支的，血清总胆固醇和甘油三酯显著高于非吸烟者。吸烟会降低血清高密度胆固醇水平，从而影响血脂代谢，加重高脂血症。此外，经常吸烟者，身体里的低密度脂蛋白长期暴露于烟雾中容易被氧化，形成对血管危害更大的氧化型低密度脂蛋白颗粒，从而使高脂血症更加严重。

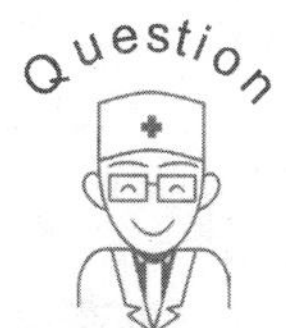

19. 高脂血症患者能喝酒吗？

高脂血症患者应限制饮酒。过量饮酒与高甘油三酯血症的发病危险相关，当酒精摄入量 > 48.0g/d 时，可增加男性高甘油三酯血症和甘油三酯/高密度脂蛋白胆固醇比值异常的发病危险。且过量饮酒会刺激肝脏合成更多的内源性甘油三酯，使血液中低密度脂蛋白浓度增高。一般认为，成年男性日饮用酒精量不得超过 25g，即葡萄酒少于 150mL，或啤酒少于 500mL，或白酒少于 50mL；女性饮用酒精量不得超过 15g，不提倡饮烈性酒。

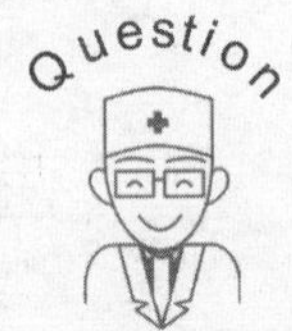

20. 高脂血症患者能喝咖啡吗？

高脂血症患者每人每日喝咖啡以 2 ~ 3 杯为宜。

研究发现，大量饮用咖啡可使血中游离脂肪酸增加，血胆固醇升高。但适量饮用咖啡，可以使高密度脂蛋白胆固醇升高，有利于预防冠心病。

研究还发现，非过滤或沸腾的咖啡比经过过滤的咖啡有更强的致胆固醇升高的作用，主要原因是未经过滤的咖啡中含有一种名为咖啡醇双萜的化合物，其可提升血清胆固醇的水平。

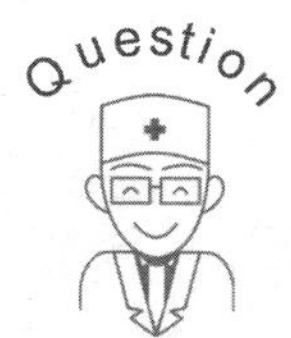

21. 盐与高血脂有关系吗

吃盐多了不会直接引起高血脂，但会引起钾、钙等元素失衡，从而引起脂代谢失衡，且钠盐摄入过量会引起血压升高和血管硬化，从而加重心脑血管疾病的患病风险。因此，高脂血症患者应该限制钠盐的摄入。饮食应以清淡为宜，少吃咸食。每日吃盐应在6g以下。

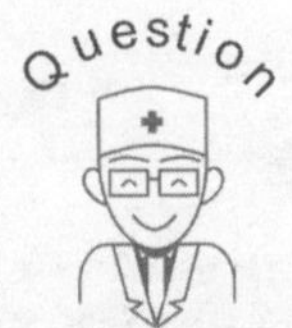

22. 高脂血症患者能献血吗？

高脂血症患者能否献血主要取决于两方面：一是对受血者是否有利，二是对献血者是否有影响。对于受血者，有的专家认为，高脂血症患者血浆中含有大量脂类，形成乳糜状血浆脂蛋白，含有这种脂蛋白的血液被称为“脂肪血”。脂肪血作为血源输给患者是很危险的，这是因为脂肪血中的脂蛋白对于受血者而言，是一种异体蛋白质，输入后能刺激受血者机体发生免疫反应，使其出现发热等不良输血反应。

对于献血者，反复定量献血可使血液黏稠度明显降低，加快血液流速，从而达到缓解或预防高黏血症的目的，但是献血只能临时性地使血液稀释，无法从根本上改变高血脂的状态。高脂血症患者在献血时还要注意是否有其他病症，如心脑血管病、糖尿病等，若同时患有其他器质性疾病，则不能献血；单纯血脂高者也应在医生指导下先进行降脂治疗，待血脂正常后再考虑献血。

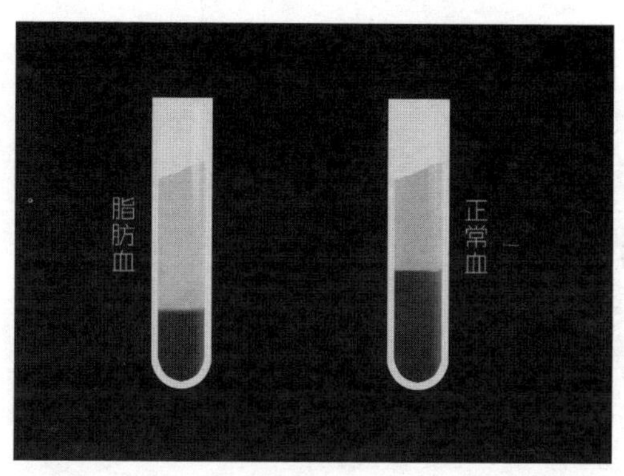

23. 高脂血症患者如何预防冠心病？

高脂血症与冠心病的关系非常密切，控制血脂水平已经成为冠心病防治的最重要的手段之一。

◎定期（3~6 个月）进行血脂检测（胆固醇、甘油三酯、低密度脂蛋白胆固醇、高密度脂蛋白胆固醇等）。

◎改变不健康的生活方式，适当参加体育活动和文娱活动，保持良好心态，尽量避免精神紧张、情绪过分激动、经常熬夜、过度劳累、焦虑或抑郁等不良心理和精神因素对脂代谢产生不良影响。

◎养成清淡的日常饮食习惯，保持低油、低

糖、低盐、高纤维的“三低一高”的饮食原则，限制总能量的摄入，每人每日的能量摄入要控制在每千克体重 121kJ 之内，折合主食每日不宜超过 300g。

24.

高脂血症患者如何预防中风

血液中的胆固醇、甘油三酯、低密度脂蛋白的增高和高密度脂蛋白的降低将促进胆固醇的沉积，形成动脉粥样硬化，并增加血液黏度，增加中风（脑卒中）的危险。国内外多位学者证实，胆固醇处于低水平即低于4.16mmol/L时，发生出血性脑卒中的危险性就会增加；如果胆固醇高于5.72mmol/L，缺血性脑卒中的发病率会随着胆固醇的升高而逐渐增加。

预防方法如下。

◎睡眠枕头不宜过高，因为血脂过高时，患者的血液流速比正常人慢，睡眠时更慢，如果再睡高枕，那么血液流向头部的速度就会减慢，流量也会减少，这就容易发生缺血性脑卒中（脑梗死）。

◎睡前不宜吃得过饱，因为饭后胃肠蠕动增强，血液流向胃肠部，此时流向头部、心脏的血液减少，对高脂血症患者来讲，这样也会增加脑梗死、冠心病的危险。

◎不宜加盖厚重棉被。厚重棉被压盖人体，不仅影响呼吸，而且会使全身血液运行受阻，容易导致脑血流障碍和缺氧，从而使颅压增高，诱发脑卒中。

◎睡前不宜服大量安眠药及降压药物。因为这些药物均可在不同程度上减慢睡眠时的血液流速，并使血液黏稠度相对增加。高脂血症患者原本血液黏稠度就大，血液流速相对较慢，再服用上述药物就会容易诱发脑卒中。

25. 高血压患者为什么要控制血脂水平？

高血压、血脂异常常伴发。研究发现，我国门诊高血压患者中81.1%合并有血脂异常。心血管疾病的发生是多种危险因素长期相互作用的结果。世界卫生组织（WHO）、美国哈佛大学等联合开展的全球疾病负担系列研究显示，血管性疾病死亡的两项最主要危险因素为高血压和高胆固醇血症。因此，高血压患者在有效控制血压的基础上，对其他危险因素尤其是血脂的综合控制尤为重要。

高血压和血脂异常作为临床最常见且可干预的动脉粥样硬化危险因素，有协同致动脉粥样硬化的作用。《高血压患者降胆固醇治疗一级预防中国专家共识》指出，合并高血压与胆固醇异常的患者心血管疾病的病死率增加，心血管疾病的患病风险可增加 3 ~ 4 倍。这正是高血压患者在控制血压的同时亦须重视降脂治疗的原因。

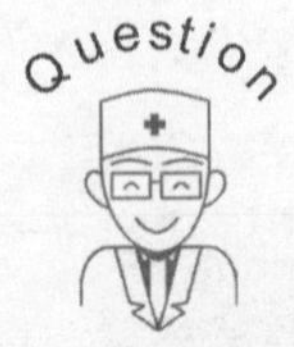

26. 情绪对血脂有影响吗？

研究发现，睡眠不佳、情绪紧张等能影响人体的血脂代谢，当一个人常处于愤怒、焦虑、恐惧、悲痛等负性情绪中时，高脂血症的危险性就会增加。情绪紧张、激动、悲伤时，会增加体内儿茶酚胺的分泌，使游离脂肪酸增多，进而促使血清胆固醇、甘油三酯水平升高，而抑郁和焦虑还会使高密度脂蛋白胆固醇降低，影响脂代谢，诱发冠状动脉粥样硬化。

因此，老年人特别是冠心病、高脂血症患者应保持良好的情绪，避免过度紧张、过度兴奋，以保护心血管健康。

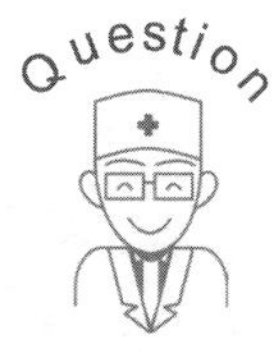

27.

山楂可以降血脂吗

山楂自古药食两用，被用来健脾开胃、消食化滞等。现代药理学研究证明，山楂中的活性成分黄酮类化合物，如表儿茶素、花青素、金丝桃苷、芦丁、槲皮素等具有降血脂的作用，能明显降低总胆固醇、甘油三酯、低密度脂蛋白胆固醇水平，升高高密度脂蛋白胆固醇水平，可以用来预防和治疗高血脂，且没有毒副作用。

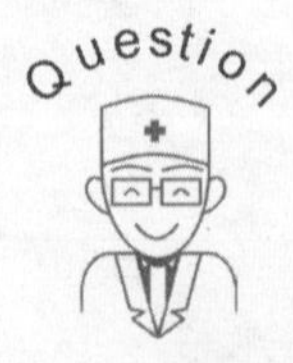

28.

大蒜、洋葱可以降血脂吗

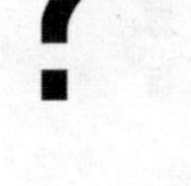

大蒜、洋葱均有降血脂的功效。

自 20 世纪 80 年代以来，全球学者对大蒜进行了大量研究，主要包括大蒜提取物及其单体化合物的细胞实验、动物实验，以及进一步的临床试验，结果均表明大蒜具有降血脂作用。其机理一方面可能是促进了脂蛋白之间的代谢与转化；另一方面可能是因为抑制了肠道胆固醇的吸收，减少了肝脏胆固醇的合成，促进了血清和肝脏甘油三酯的分解。因此，大蒜可以显著降低胆固醇及甘油三酯水平，拥有预防动脉粥样硬化、降血压、抗心肌缺血等防治心血管疾病的作用。此外，大蒜还具有抗肿瘤、抗菌、消炎、杀虫、调节机体免疫力、抗氧化、清除自由基等诸多药理活性。

20 世纪 70 年代的研究证实：洋葱精油可以阻止脂质在大动脉中的堆积，洋葱提取物能够明显抑制血小板凝固，并有效减少血栓的形成。1992 年关于流行病学的调查研究表明，心血管疾病患者中日常食用洋葱较多者的死亡率为 0.57%，而不经常食用洋葱者的死亡率为 1.67%，这两类人在高血脂、高血压、呼吸道感染、冠状动脉粥样硬化等的发病率方面也有显著的差异。目前，对洋葱精油降血脂、降胆固醇的机理有不同的说法，但一般认为，洋葱精油中的硫化物可影响脂代谢合成或影响促进脂代谢合成的酶的活性。

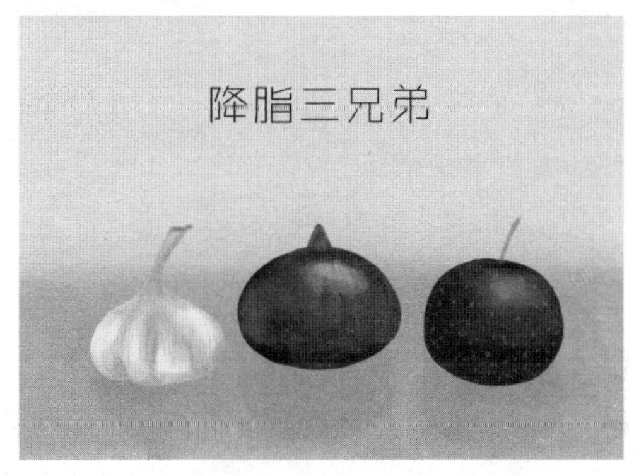